QUE SAI

L'acupuncture

MADELEINE J. GUILLAUME

Docteur en médecine
Ancienne externe en premier des Hôpitaux de Paris

JEAN-CLAUDE DE TYMOWSKI

Docteur en médecine
Président d'honneur de la Société internationale d'Acupuncture
Délégué général de la Société internationale de recherches
pour l'environnement et la santé (SIRES)

MADELEINE FIÉVET-IZARD

Docteur en médecine
Diplômée de l'Académie de Médecine

Septième édition mise à jour

51e mille

ISBN 2 13 051089 2

Dépôt légal — 1re édition : 1975
7e édition mise à jour : 2000, novembre

Chapitre I

HISTORIQUE

L'acupuncture, méthode thérapeutique millénaire, et partie intégrante de la médecine chinoise, est née dans la vallée fertile du fleuve Jaune sur les côtes septentrionales de la mer de Chine.

De là, sa pratique s'étendit progressivement à tout l'Empire de Chine, puis, débordant les frontières de celui-ci, atteignit tout l'ensemble du continent asiatique, où elle s'épanouit en particulier en Corée et au Japon et vers le XVIIe siècle jusqu'aux confins de l'Eurasie et de l'Afrique, pour enfin intéresser le Monde occidental.

Il s'agit d'un art de guérir, dont l'esprit est lié aux conceptions cosmogoniques chinoises et dont la technique repose sur le placement judicieux d'aiguilles métalliques en des points précis du corps humain selon des lois relevant de ces conceptions mêmes.

Les bases de cette thérapeutique sont constituées par deux notions patiemment élaborées au cours de longues observations :

1. **La notion d'énergie.** — Q'incluse dans l'idée d'unité, base de la philosophie et de la Médecine chinoises, énergie qui régit l'univers-macrocosme et son reflet, l'homme-microcosme, et qui se manifeste sous deux formes alternantes et complémentaires : l'énergie *Yang,* positive, et l'énergie *Yin,* négative, dont la source serait peut-être la polarisation originelle et per-

manente du principe *Ta Hi* (la grande vacuité primitive qui n'est pas le néant mais englobe l'être et le non-être, la matière et l'esprit), principe qui engendra le monde et dont l'action se situe au sein d'une grande loi fondamentale, la *règle des Cinq Éléments* (règle que l'on peut d'ailleurs considérer aujourd'hui comme la conception prémonitoire de l'importance de l'écologie et la première tentative de ses applications pratiques).

2. **L'existence de zones cutanées privilégiées** que nous appelons points, mais que les Chinois appellent plus justement *Tsing* (puits) car ils sont plus un lieu qu'un point au sens géométrique du terme ; points qui sont répartis sur le corps humain en trajets linéaires : *méridiens* des Occidentaux, *Kings* des Chinois, sur le parcours desquels il est possible, à l'aide des aiguilles, d'obtenir une action sur l'énergie.

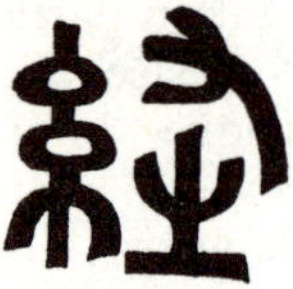

Fig. 1. — Le caractère *King ou Ning*

Le terme de *méridien,* proposé en France par Soulié de Morant, mais fort contesté sur le plan linguistique, a le mérite de signaler l'invisibilité du trajet, mais laisse de côté son aspect énergétique.

Le *King* est une ligne très fine, « un fil de soie » si ténu qu'on ne peut le voir, le long duquel se succèdent des *Yu* (cocons) et qui, comme une sorte de vaisseau, contient un fluide invisible, « le flot souterrain » qui travaille et qui est doué de dynamisme (l'équerre = travail)[1].

1. Le terme *« king »* adopté par la plupart des auteurs français est la transcription d'origine anglaise (Wade-Giles) en alphabet latin, du caractère chinois correspondant ; dans la transcription « pïnyïn » ou système APC (alphabet phonétique chinois) adoptée et conseillée par Pékin, il est traduit par *« jing »*.

Toutes ces notions nous ont été transmises à part égale par une documentation archéologique d'importance et de qualité variables suivant les époques, et par la tradition orale – l'enseignement de maître à élève, qui s'est exercé depuis les premiers millénaires pratiquement jusqu'à nos jours.

I. — Les origines

Elles remontent à la préhistoire. Les Chinois primitifs avaient remarqué ce fait que certains troubles organiques s'accompagnaient souvent d'une localisation douloureuse précise en un point du revêtement cutané du corps. Ils traitaient leurs malades en enfonçant en ces points des éclats de silex acérés. Était-ce un geste superstitieux, ayant pour but d'immoler le génie malfaisant de la douleur, ou une ébauche d'interprétation des mécanismes compliqués progressivement mis en valeur dans la suite des temps ?

En tout cas, la puissance de la tradition est telle qu'elle a donné force de vie aux grands chefs mythiques, dont trois se verront attribuer inlassablement par les auteurs futurs toutes les données de la philosophie et de la médecine chinoises : Fou Hi, Chen Nong, Houang Ti.

Fou Hi serait le premier de ces grands chefs ; c'est à lui que l'on attribue l'élaboration des conceptions chinoises de l'univers.

Vivant au contact étroit avec la nature, entouré de ses aides.

— *Il observa en haut le ciel :* le groupement d'étoiles toujours visible, au faîte de la voûte céleste : la Polaire, entourée des circumpolaires, lui fit délimiter une zone axiale, « le Palais central du Ciel » ; d'autres étoiles qui, décrivant leurs courbes au-dessus de l'horizon, ne sont vues que périodiquement, leur apparition et leur position dans le ciel marquant, avec le mouvement du Soleil, le cycle des saisons, lui fit imaginer les quatre Palais : du Printemps, de l'Été, de l'Automne et de l'Hiver, et le premier calendrier luni-solaire avec ses douze mois.

— *Il observa en bas la Terre :* il y retrouva dans le temps et dans l'espace le reflet de ce qui se passait dans le ciel : l'alternance du jour et de la nuit, des périodes chaudes et ensoleillées et des périodes froides et sombres, la luxuriante végétation puis le dépouillement de la terre, la dissemblance en montagne entre l'*adret versant ensoleillé* et l'*ubac versant ombreux,* enfin le mouvement apparent du Soleil autour du lieu fixe de son habitation : Palais central de la Terre entouré des quatre orients : est, sud, ouest et nord.

Cette observation de l'univers amena Fou Hi d'abord à induire l'existence d'une force : l'énergie *(T'chi)* qui régit les mouvements des astres et les cycles des manifestations de la vie terrestre, puis à jeter les bases des grands principes : binaire et quinaire, qui resteront le dogme fondamental de la pensée chinoise.

Le principe binaire découle du fait que tout est rythme et alternance dans l'univers, réparti entre deux termes antithétiques et complémentaires : le *Yang* et le *Yin,* dont les idéogrammes chinois sont littéralement le « côté exposé au soleil » *(adret)* et le « côté exposé à l'ombre » *(ubac),* d'où une première classification générale :

— tout ce qui est *Yang* est chaleur, activité, clarté, solidité, dureté, rapidité, compression, masculinité ;
— tout ce qui est *Yin* est froid, passivité, obscurité, fragilité, souplesse, fluidité, lenteur, expansion, féminité.

Mais de même que dans le ciel les cycles des astres s'enchaînent sans brusque transition, de même sur la Terre le *Yin* et le *Yang* alternent en *s'interpénétrant.* Rien n'est totalement *Yang,* rien n'est totalement *Yin* ; il y a toujours du *Yin* dans le *Yang* et du *Yang* dans le *Yin.*

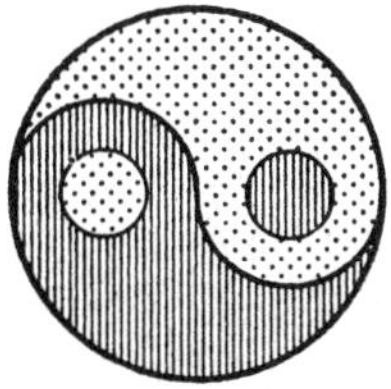

Fig. 2. — Emblème du *Tao*

Toutes ces oppositions et ces alternances, toute cette oscillation universelle, le *Tao* (traduction littérale : la *Voie*) les enferme en un ensemble qui se matérialise par un symbole maintenant bien connu : un cercle divisé par un tracé en S délimitant une partie *Yang* et une partie *Yin* à l'intérieur desquelles on retrouve un petit cercle représentant le *Yin* dans le *Yang* et le *Yang* dans le *Yin.*

Le principe quinaire, ou *loi des Cinq Éléments,* découle de la notion de concordance, chère au peuple chinois mais qui ne laisse pas de nous surprendre. Il est la résultante, non d'une analyse, mais de la recherche des affinités et des similitudes entre les choses et les êtres, ainsi que de leurs relations apparentes ou intimes, d'où une seconde classification qui s'étendra indéfiniment, dont les termes de base furent :

— *Palais central du Ciel et Palais central de la Terre* (qui n'est pour l'instant que la hutte du chef et sera plus tard palais ou cité) : milieu de l'année (fin de l'été), *élément Terre,* couleur jaune (comme la Terre de la Chine centrale) ;

— *Palais du Printemps :* Orient Est, *élément Bois* ; couleur verte (symbole de la végétation qui renaît) ;

— *Palais de l'Été :* Orient Sud ; *élément Feu* ; couleur rouge (symbole de la chaleur et de la clarté) ;

— *Palais de l'Automne :* Orient Ouest ; *élément Métal* ; couleur blanche (symbole des montagnes de l'Ouest couvertes de neige) ;

— *Palais de l'Hiver :* Orient Nord ; *élément eau* ; couleur noire (symbole du froid et de l'ombre).

Entre le ciel et la Terre, l'homme s'incorpore à cette cosmogonie, ses actions physiques et son fonctionnement organique suivent le même rythme universel et ceci amènera les empereurs chinois à diriger leur vie et celle de leurs sujets dans l'application de ces principes, et à construire leur palais, leurs villes, leurs empires en fonction de la loi des Cinq Éléments.

Fou Hi est d'ailleurs resté célèbre par les huit *trigrammes (Pa Koua)* ou *bâtons de Logos* qui symbolisent la synthèse universelle.

Les Pa-Koua ou *bâtons de Logos* sont un système abstrait, dans lequel la croissance et la décroissance du *Yin* et du *Yang* sont transcrits par des traits continus clairs *(Yang)* et discontinus sombres *(Yin)*. Les trois lignes de traits répondent : la première au ciel, la dernière à la Terre, la médiane à l'homme, et les mutations peuvent s'appliquer à tout phénomène comme par exemple les phases de la Lune, et expriment en langage abstrait le passage de la partie au tout, et du tout à la partie. On notera les similitudes avec certains langages modernes comme ceux des ordinateurs, du morse, et surtout avec la logique mathématique de Georges Boole, père de l'analyse

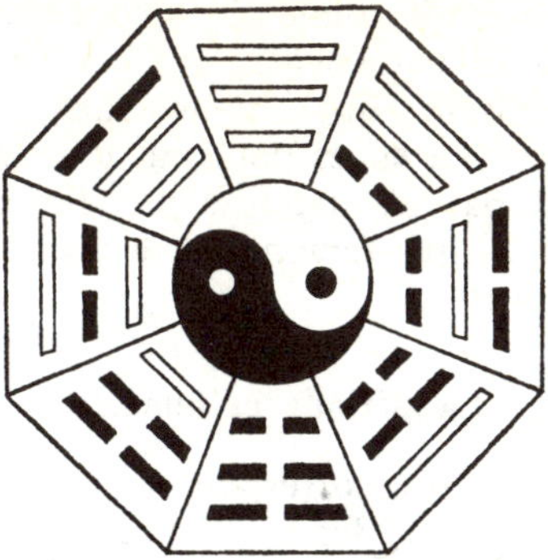

Fig. 3. — Les bâtons de *Logos* ou *Pa-Koua*

mathématique moderne des transformations. Trois sortes d'assemblage sont possibles :

— les bigrammes qui donnent 4 possibilités et représentent les 4 points cardinaux ;

— les trigrammes qui donnent 8 possibilités et donnent la rose des vents ;

— les hexagrammes : assemblage de 6 lignes qui réalisent 64 possibilités différentes. Ils représentent une synthèse globale de l'évolution des choses et de l'univers par leurs mutations. D'ailleurs le livre chinois le plus ancien, celui qui révèle le détail des *Koua,* le *YKing* ou *Livre des Mutations* serait, paraît-il, à l'origine de bien des découvertes (Leibnitz l'étudia, et c'est grâce à lui que les Chinois auraient comblé le retard qu'ils avaient en sciences atomiques, disent-ils).

Chen Nong (l'esprit laboureur), deuxième grand chef mythique, aurait fait connaître à ses sujets non seulement les secrets de l'agriculture, *les cinq céréales,* mais aussi les plantes qui guérissent.

Houang Ti aurait donné à la médecine chinoise son autonomie et à l'acupuncture son élan, en recommandant aux médecins de la cour, dans un édit resté célèbre, de remplacer les poinçons de silex préalablement utilisés par les aiguilles métalliques. C'est en effet à ce temps que remonte la découverte du cuivre et de divers métaux.

II. — **La période préimpériale**

Cette époque, qui correspond à l'âge du bronze et au début de l'âge du fer (dynasties des Chang (1766-1112 av. J.-C.) et des Tcheou (1111-221 av. J.-C.)) et s'étend jusqu'à la création de l'Empire (221 av. J.-C.), nous apporte, d'une part, une documentation archéologique très fournie, os, carapaces chéloniennes et bronzes gravés portant les premiers caractères d'écriture pictographique ou de très primitifs idéogrammes ; et, d'autre part, une documentation écrite en caractères devenus rapidement idéographiques, tracés sur des lamelles de bambou, planchettes de bois ou nappettes de soie réunies en liasses, constituant les relations fondamentales de la pensée chinoise, dont les œuvres maîtresses, si elles ne sont pas spécialisées, comportent néanmoins les importantes données de base relatives à la discipline qui nous concerne ; ce sont :

— **Le « Yi King »** *(Livre des Mutations)* (X^{e}-IXe siècle av. J.-C.), ouvrage majeur, le plus ancien qui soit parvenu jusqu'à nous, dans lequel, nous l'avons dit, les commentateurs ont voulu voir rassemblée l'œuvre du grand Fou Hi.

— **Le « Chou King »** *(Livre de l'Histoire)* (IXe-VIIIe siècle av. J.-C.), dont un chapitre, le « Hong Fan », est à lui seul un petit traité, une sorte de méditation sur les structures de l'univers, qui expose toutes les correspondances entre l'homme et le cosmos, contient toutes les recettes qu'un souverain digne de ce nom doit connaître et comporte la première énumération écrite des Cinq Éléments – eau, feu, bois, métal, terre –, indiquant déjà un système général de classification.

— **Le « Lu Che Tch'ouen Ts'ieon »** *(Annales du Royaume de Lou)* (772-481 av. J.-C.), qui fait grand cas du prodigieux médecin Pienn Ts'io, célèbre pour ses diagnostics et ses prouesses chirurgicales, et pour son don magique de voir, disait-on, les organes malades à travers la peau.

— **Les « Tcheou-Li, Yi-Li, Li-Ki »** *(Livres des Rites),* qui relatent l'enseignement de Kong-Tseu (Confucius).

— **Le « Tao-To-King »** *(Livre du Tao et du To)* attribué à Lao-Tseu, qui constitue, avec les publications (IVe-Ier siècle av. J.-C.) de Tchouang-Tseu, Lie-Tseo, Houai-Nan-Tseu, l'exposé des doctrines du Taoïsme.

III. — La période impériale

Elle se signale par la publication d'autres grandes œuvres de base :

— **Le « Nei-King »** *(Le Livre de l'Interne)* (453 av. J.-C. - 220 apr. J.-C.), véritable monument de la pensée chinoise, qui résume toutes les connaissances transmises depuis les origines par les différentes écoles et contient dans sa première partie, le « So-Ouenn », toute la pathologie, l'hygiène et la thérapeutique par les aiguilles et les médicaments, et dans sa deuxième partie, le « Ling-Chou », un véritable traité de l'acupuncture classique ; il constitue aujourd'hui encore l'ouvrage de base de tous les acupuncteurs. La Chine populaire vient d'en faire récemment une nouvelle traduction.

Une idée maîtresse se dégage de la lecture de l'ouvrage et se résume dans l'un de ses aphorismes : « L'homme doit chercher à prévenir les maladies pour ne pas avoir à les guérir ; celui qui attend d'être malade pour se soigner est semblable à celui qui se met a creuser un puits quand il est sous les tourments de la soif. »

— **Le « Nan-King »** *(Le Livre des Problèmes difficiles)* (IVe siècle av. J.-C.), qui se veut, sous la direction de Pien-T-s'io, un éclaircissement et une interprétation des passages difficiles du *Nei-King* et expose en détail « la théorie des pouls » dont l'étude n'est actuellement pas close.

— **Le « Kin-Kouei-Yao-Lio-Fang »** *(Résumé des Recettes du Coffre d'Or)* (IIe siècle av. J.-C.), qui est l'exposé par son auteur, Tchang-Tchong-King, des éléments du diagnostic médical (symptomatologie et pulsologie) et de la thérapeutique.

Après l'édification de ces ouvrages fondamentaux, à la faveur des progrès techniques, invention du pinceau, de la pâte à papier, de la xylographie et de la typographie, et de l'amélioration des moyens d'observation et de mesure, apparurent une quantité considérable d'ouvrages, le plus souvent des compilations successives. De nos jours ont encore un grand retentissement :

— **Le « Kia-Yi-King »** *(Livre de Vérités)* (220-265 apr. J.-C.), rédigé par Houang-Pou-Mi, qui précise la situation et le nombre des points chinois.

— **Le « Mo-King »** *(Traité des pouls)* de Wang-Chou-ho (265-289 apr. J.-C.).

— **Le « Tong-Jen-Tchen-Kieou-King »** *(Traité de l'Homme de cuivre)*, par Wong-Wei-Yi (1020 apr. J.-C.), qui fut édité sous la dynastie des Song pendant laquelle l'acupuncture a pris un très grand essor. C'est une explication des statuettes de *cuivre* ou mannequins d'acupuncture, utilisés à faire passer les examens aux candidats acupuncteurs qui devaient retrouver les points au travers d'une enveloppe de cire ou de papier.

Parallèlement à l'apparition de ces publications, les groupes d'études deviennent de plus en plus importants et une faculté pour l'enseignement de l'acupuncture est créée en 1068.

IV. — La fondation de la République

Après sa fondation par Sun-Yat-Sen en 1911, l'acupuncture subit une éclipse au profit de la médecine occidentale, alors qu'elle commençait à se répandre dès 1929 en Europe.

V. — La République populaire de Chine

Depuis l'avènement de la République populaire l'acupuncture retrouve un nouvel éclat. Les grandes œuvres classiques ont été rééditées et plusieurs grands ouvrages marquent l'orientation de la recherche :

— **« Tchong-Kouo Tchen Kieou Tche Liao Hiue » :** étude de la thérapeutique par les aiguilles et les moxas chinois (1930).

— **« Tchong-Kouo Tchen Kieou Hiue Kiang Yi » :** commentaires sur l'étude des aiguilles et des moxas chinois (1940).

— « **Tchong-Kouo Tchen Kieou Hiue** » : étude des aiguilles et des moxas chinois (1955).

Ces trois ouvrages sont des œuvres de Tch'eng Tan-An, fondateur des premières écoles modernes d'acupuncture.

— « **Sin Tchen Kieou Hiue** » : nouvelle étude des aiguilles et des moxas chinois (1955) de Mme Tchou-Lien, directrice du Centre d'Acupuncture expérimentale de Pékin.

— « **Tchen Kieou Liao Fa King Hiue Tcheng-Tche Pei K'ao** » : compendium traitant de la thérapeutique par les aiguilles et les moxas, avec une étude des vaisseaux et des points (1956), de Tsiang Yu-Po.

— « **Tien Tchen Liao Fa** » : méthode thérapeutique par électropuncture (1957), de Tchou Long-Yu.

VI. — **Hors de Chine**

L'école japonaise, dans l'Antiquité très dépendante des travaux chinois, a vu parmi les maîtres de notre époque paraître les grands noms de Sakurazawa, Nakoujama, Morita, Fujita. Quant aux Européens, ils connurent cette doctrine au XVIIe siècle, date à laquelle les premiers missionnaires jésuites, qui avaient forgé le terme « acupuncture » à partir du latin, ramenèrent de l'Extrême-Orient « ces faits scientifiques » à notre continent étonné : ce fut le R.P. Hervieu qui en publia le premier traité à Grenoble, sous le titre *Les secrets de la médecine des Chinois* (1671).

— Au XVIIIe siècle, dix-huit auteurs traitent de l'acupuncture ; les plus importantes publications étant de Valsalva (1707), Kaempfer (1712), Du Halde (1735), Dujardin (1774), Vicq d'Azyr 1787).

— Au XIXe siècle, plus de cent auteurs publient des articles. Les plus notables furent : le Dr Berlioz, père du compositeur (*Mémoire sur les maladies chroniques et l'acupuncture,* 1816) ; le chevalier de Sarlandière (*Mémoire sur l'électropuncture et sur l'emploi du moxa japonais en France,* 1825), dont l'esprit d'à-propos fait un petit livre tout à fait actuel, depuis que l'électronique a mis au point les appareils à détecter les points chinois ; Le Dantu de Vannes (*Traité de l'acupuncture d'après les observations de M. Jules Cloquet,* 1826, livre incomplet) ; Dabry (*La médecine chez les Chinois,* 1863).

Après une éclipse due à l'apparition de l'ère pastorienne, la découverte des microbes et des virus, qui ont entraîné une nouvelle conception de l'abord des malades, l'importance a été donnée à l'aseptie, à la désinfection, à la création de vaccinations spécifiques, à la sérothéparie, suivis par les désinfectants de synthèse, les sulfamides, puis les antibiotiques. L'acupuncture et les médecines traditionnelles ont subi une désaffection. Ce mouvement se produisait tant en Europe qu'en Chine. On pensait plus aux maladies qu'aux patients.

En 1927, le Dr Hübotter, médecin à l'hôpital norvégien de Shangai, surpris par les succès de l'acupuncture, publia chez Asia Majorà Leipzig un des premiers ouvrages européens modernes et complets sur l'acupuncture, *Die chinesische Medizin,* illustré de nombreux dessins, du tracé des méridiens, de schémas explicatifs. Ce médecin de formation occidentale classique apporta toute la rigueur objective à son ouvrage. Ce livre sera suivi par la parution, en 1934, du *Précis d'acupuncture chinoise* de Soulié de Morant au Mercure de France, qui suscita une vogue dans les milieux artistiques et intellectuels. Ce dernier Consul et sinologue avait traduit des textes anciens à la demande du Dr Ferreyrolles.

Un intérêt grandissant du public se fait jour pour les thérapies personnelles, les soins corporels, en France particulièrement, où de nombreux médecins militaires revenant d'Orient vont pratiquer l'acupuncture.

On doit au Dr Roger de la Fuÿe, qui publia un *Traité d'acupuncture sans mystère* chez Le François, d'avoir donné un grand élan au développement de cette thérapeutique. Il créa dès 1943 les Associations française et internationale d'acupuncture. Il intervint auprès de l'Académie de médecine pour la faire admettre et obtenir de la Sécurité sociale qu'elle soit remboursée.

L'Association française d'acupuncture a fêté son cinquantenaire et continue la tradition des congrès et réunions nationales et internationales.

Le Ier Congrès se déroula en 1947 à Monte-Carlo (Monaco), alors que la Chine était encore en proie à la guerre civile. Ce n'est que le 1er octobre 1949 que Mao Tsê-tung a proclamé la fondation de la République populaire de Chine à Pékin.

Paradoxalement la structuration de l'enseignement est née en Europe ; J.-E.-H. Niboyet, A. Chamfrault, en collaboration avec Nguyen van Ghi, J. Choain, par leurs ouvrages, y ont beaucoup contribué.

Mais actuellement les pays d'Orient – Chine, Japon, Corée, Indonésie, Sri Lanka – mettent les bouchées doubles pour attirer des candidats désireux d'apprendre cette technique, sans parfois suffisamment de garanties de compétences médicales. Dans ces pays, les réticences envers les acupuncteurs étaient grandes de la part des autorités médicales officielles. En 1965, au cours du Ier Congrès mondial d'acupuncture à Tokyo, nos amis japonais acupuncteurs de tradition étaient ravis de la présence de nombreux docteurs en médecine pour redorer le blason de l'acupuncture et dire auprès du ministère japonais de la Santé que l'Académie de médecine l'avait admise.

— De nos jours, c'est en 1927, après une période de désaffection, que Hunan publia à Berlin un précis, *Die chinesische Medizin,* qui peut être considéré comme le premier ouvrage européen complet sur l'acupuncture. En 1929, en France, le Dr Ferreyrolles obtient de Soulié de Morant, non médecin, mais sinologue, qu'il veuille bien traduire les textes anciens ; celui-ci conçoit alors en 1934 le *Précis de la vraie acupuncture chinoise,* et c'est à ce moment que commence la vogue et le début vrai de l'acupuncture en France.

— Enfin, les chefs d'écoles français : R. de La Füye, qui publia en 1947 son important *Traité d'acupuncture,* J.-E.-H. Niboyet, A. Chamfrault en collaboration avec Nguyen Van-Nghi, J. Choain, dont les ouvrages font autorité, ont forgé l'enseignement et la formation des médecins acupuncteurs des générations européennes actuelles.

Chapitre II

NOTIONS DE BASE

L'aperçu historique des données transmises jusqu'à nos jours met en relief les bases théoriques de l'acupuncture, et ce sont ces modes de raisonnement qui expliquent et justifient les méthodes médicales chinoises. En effet, toute l'acupuncture et ses thérapeutiques annexes : la *moxibuxion* et le *massage chinois,* ne peuvent être étudiées sans que soit explicitée une conception particulière de la physiologie humaine et ses rapports avec l'organisation de l'univers.

I. — Généralités

Trois grands principes dominent la médecine chinoise[1] :

— l'homme est étudié en tant qu'individu complet ; l'homme répond au ciel et à la Terre (notion du *Yin* et du *Yang*) ;
— la vie de l'homme est régie par la règle des Cinq Éléments (notion de concordance).

1. **L'homme vu dans son ensemble.** — La médecine chinoise étudie l'homme dans son ensemble psycho-physiologique, ses pensées, ses sentiments et son

1. Cf. *La médecine chinoise,* par Pierre Huard et Ming Wong, coll. « Que sais-je ? », n° 1112.

soma. Elle étudie un être vivant non pas sur un plan statique et analytique, mais chaque fonction et chaque organe en relation avec les autres sur un plan de perpétuelle évolution et transformation, ce qui explique sa grande complexité.

2. **L'homme cosmique et la théorie du « Yin » et « Yang ».** — Non seulement les Chinois envisagent l'homme dans son ensemble, mais aussi dans son environnement, sensible aux différents climats, aux saisons, aux rayonnements qui agissent sur lui, provenant du Soleil, de la Lune ou de la Terre, sur laquelle il vit.

L'homme est pour eux un reflet de l'architecture du monde et du mouvement de l'univers : « Il répond au ciel et à la Terre. » Il est dans son corps tout entier, au plus intime de son fonctionnement vital, assujetti aux grandes lois fondamentales : comme tout objet à la surface de la Terre, il est soumis aux influences cosmiques et telluriques. C'est seulement depuis peu que s'étudie en gros plan l'écologie, science de l'environnement ; les Chinois en avaient noté l'importance depuis des millénaires, et avaient érigé l'appartenance de l'homme à la grande loi binaire universelle de l'alternance et de la complémentarité *Yin-Yang* symbolisée dans le *Tao*.

D'ailleurs, le *Yang* attire le *Yin* et le *Yin* attire le *Yang* et cette complémentarité binaire se retrouve partout :

Dans toutes les sciences elle est visible : en électricité : pôles positif et négatif du courant ; en biologie, héliotropisme positif et négatif des végétaux ; en chimie : bases et acides ; en cristallographie et en optique : déviations lévogyre et dextrogyre de la lumière.

Dans l'univers, le *Yin* et le *Yang* s'appliquent aux saisons et aux cycles des jours et des nuits ; à minuit le *Yin* est à son maximum ; à ce moment naît le *Yang* qui augmente jusqu'à midi où il est à son maximum ; c'est l'heure où naît le *Yin.* Ainsi, quand le *Yang* croît, le *Yin* décroît et cette évolution s'applique également aux cycles des saisons ; au printemps, le *Yang* croît jusqu'à l'été, époque de son maximum, puis c'est la naissance du *Yin* qui croît jusqu'à son maximum : l'hiver.

Chez l'homme le corps est *Yin* et *Yang* ; « son corps a besoin du *Yin* et du *Yang,* comme la terre a besoin de l'eau et du soleil » (Neiking-So-Ouen), et sa physiologie reflète le *Yin* et le *Yang* de l'univers.

a) Les viscères de son corps, depuis longtemps répertoriés, sont classés par les Chinois en deux catégories :

— les uns à fonction atelier *(fou)* ou « entrailles » : estomac, intestin grêle, gros intestin, vésicule biliaire, vessie ; ils président à l'absorption et au triage des aliments et à l'élimination des déchets ; leur fonction est de produire de l'énergie : ils sont dits : *Yang* ;
— les autres à fonction trésor *(tsang)* ou « organes » : poumon, foie, cœur, rate, rein ; ils ont pour mission l'épuration et la redistribution et sont supposés conserver et concentrer l'énergie : ils sont dits *Yin.*

b) En outre, deux grands systèmes s'ajoutent à cette distribution *Yang* et *Yin* :

— le système *triple réchauffeur* qui s'adjoint au groupe atelier ;
— le système *maître du cœur, sexualité* qui s'adjoint au groupe trésor.

c) La physiologie chinoise groupe deux par deux ces différents éléments réalisant six formations fonctionnelles *Yin-Yang* d'organes et entrailles « couplés » :

Cœur	Poumon	Foie	Rate	Rein	Maître
Intestin grêle	Gros intestin	Vésicule biliaire	Estomac	Vessie	du cœur sexualité Triple réchauffeur

et la pathologie répond à cette bipolarité – car la maladie est le déséquilibre dans ce rythme binaire –, de même que le diagnostic et la thérapeutique, qui tentent de le mettre en évidence et de le corriger.

3. **La règle des Cinq Éléments.** — Elle s'intègre étroitement aux considérations précédentes, et pour être bien comprise doit être reclassée dans le contexte de la Chine ancienne (pas tellement éloigné de celui de la Chine actuelle d'ailleurs), Chine du travail des champs, dont la vie est rythmée par la nature, par la succession des saisons, par celle des jours et des nuits.

Transposant l'alternance des rythmes observés, périodes d'activité maxima de l'été pendant lesquelles se font les travaux et périodes de repos de l'hiver, sur le plan nycthéméral et saisonnier, les Chinois établirent (notion de concordance) que la naissance du soleil le matin correspond au printemps et à l'est ; la culmination solaire, à midi et au sud ; l'automne à l'ouest : le coucher ; l'hiver, à la nuit, au repos, au nord.

Si nous joignons par un trait vertical le nord au sud, l'est à l'ouest, nous constatons que l'axe vertical est l'axe des solstices, l'axe horizontal celui des équinoxes.

Mais ce cycle dynamique ne peut tourner sans un centre fixe : ce sera la Terre, un cinquième dynamisme purement de nécessité, qui en réalité n'en est

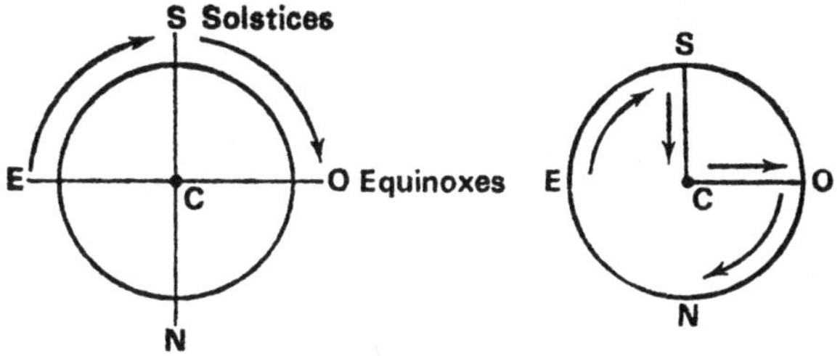

Fig. 4. — Les cinq potentiels

pas un, et s'ajoute aux autres pour constituer le système *Wou-Hing* : les « cinq potentiels », dont chacun s'inscrit sous les rubriques des « Cinq Éléments » :

— *feu :* symbole du *Yang* suprême et de l'été ;
— *eau :* symbole du *Yin* suprême et de l'hiver ;
— *bois :* symbole de la croissance et du printemps ;
— *métal :* signe d'entassement et de concentration, symbole de travail (car il sert à faire les outils) et de l'automne ;
— *terre,* enfin, que l'on fait entrer dans le cycle à la fin de l'été, référence générale contenant tous les éléments.

À partir de cet ensemble, *« tout »* fut classé sous les emblèmes des cinq éléments : les saisons, les couleurs, les saveurs, les sentiments et le psychisme, les différentes parties du corps humain, les organes des sens avec leurs différents orifices, les tissus de notre corps, certains points d'acupuncture, dits *Su antiques,* les organes et les entrailles avec leur période d'activité et de dynamisme maximum à certains moments de l'année (expliquant ainsi 3 000 ans avant nos biologistes les rythmes circadiens et circaniens), tout ceci en d'interminables tableaux de correspondances (pour les uns, monde de finesse d'interprétation, pour d'autres simples moyens mnémotechniques).

Aperçu du tableau des correspondances

	Éléments				
	Bois	*Feu*	*Terre*	*Métal*	*Eau*
Saisons	Printemps	Été	Fin d'été (canicule)	Automne	Hiver
Énergies	Vent	Chaleur	Humidité	Sécheresse	Froid
Organes	Foie	Cœur	Rate	Poumon	Rein
Entrailles	Vésicule biliaire	Intestin grêle	Estomac	Gros intestin	Vessie
Sens	Yeux	Langue	Bouche	Nez	Oreilles
Couches du corps	Muscles	Vaisseaux	Chair (tissu cel. s. c.)	Peau, poils	Os
Sentiments	Colère	Joie	Obsession	Tristesse	Peur
Saveurs	Aigre	Amer	Doux	Piquant	Salé
Points *Su* antiques :					
Yin	*Ting*	*Iong*	*Yu-Yunn*	*King*	*Ho*
Yang	*Yu*	*King*	*Ho*	*Ting*	*Iong*
Couleurs	Vert	Rouge	Jaune	Blanc	Noir
Planètes	Jupiter	Mars	Saturne	Vénus	Mercure

Ainsi schématisée l'organisation de l'univers apparaît essentiellement cyclique, chaque cycle passant par cinq états successifs symbolisés par un élément, et tous ces éléments étant en équilibre instable les uns par rapport aux autres.

Pour que cet ensemble reste parfaitement équilibré et que le cycle tourne correctement, il doit obéir à deux lois :

1) Une loi de production : cycle *Cheng* ou d'engendrement, qui évoque la nature, où le bois produit le *feu,* le feu stimule la *terre* (?), la terre produit le *métal* minerai, le métal engendre l'*eau* (explication peut-être dans l'hydrogène (?), ce gaz à propriété métallique (Lavier)), et l'eau, le *bois* ; ce cycle « pentagonal » de production constituant ce que l'on appelle en acu-

puncture « la loi de la Mère et du Fils », d'où découle que :

— pour les organes trésor : le cœur est mère de la rate et fils du foie ; la rate est mère du poumon et fils du cœur ; le poumon est mère du rein et fils de la rate ; le rein est mère du foie et fils du poumon ; le foie est mère du cœur, et fils du rein ;
— pour les organes atelier : l'intestin grêle est mère de l'estomac et fils de la vésicule biliaire ; l'estomac est mère du gros intestin et fils de l'intestin grêle ; le gros intestin est mère de la vessie et fils de l'estomac ; la vessie est mère de la vésicule biliaire et fils du gros intestin ; la vésicule biliaire est mère de l'intestin grêle et fils de la vessie.

2) Une loi d'inhibition : cycle *Ko* ou de destruction qui servira de frein. On dit que « chaque élément inhibe celui qui succède à son fils ». Il existe donc à l'intérieur de chaque cycle passant par les Cinq Éléments successifs une autre loi de freinage, réalisant un

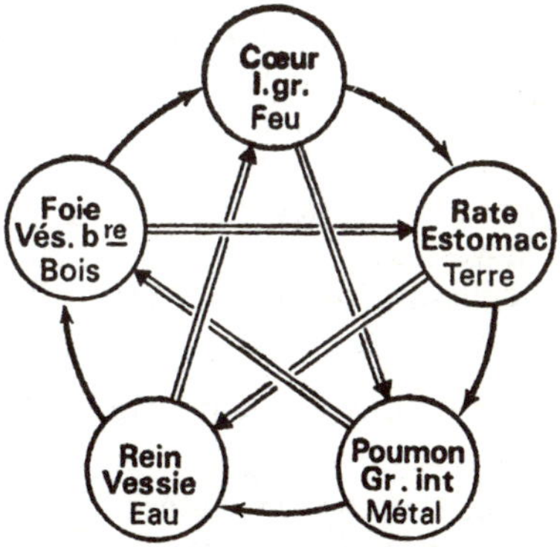

Fig. 5. — Cycle *Cheng* et cycle *Ko*

équilibre interne qui interdit la domination d'un élément par rapport à un autre : c'est le « cycle étoilé » : le feu fond le métal, le métal coupe le bois, le bois couvre la terre, la terre absorbe l'eau, l'eau éteint le feu.

Il existe encore deux autres lois, les lois d' « empiétement et de mépris », plus compliquées et plus rarement utilisées.

On obtient ainsi une sorte de code, qui extériorise l'interdépendance de l'homme et de l'univers et permet en raisonnant par analogie de détecter un déséquilibre énergétique.

En effet, puisque :

— au feu correspondent le cœur et l'intestin grêle ;
— à la terre, la rate, le pancréas et l'estomac ;
— au métal, les poumons et le gros intestin ;
— à l'eau, les reins et la vessie ;
— au bois, le foie et la vésicule biliaire,

si dans les cycles précédents nous observons la correspondance organique, le cycle *Cheng* se traduira ainsi :

— le foie soutiendra la fonction du cœur, et la vésicule biliaire la fonction de l'intestin grêle ;
— le cœur, celle de la rate et du pancréas, et l'intestin grêle celle de l'estomac ;
— la rate, celle des poumons, et l'estomac celle du gros intestin ;
— les poumons, celle des reins, et le gros intestin celle de la vessie ;
— les reins, celle du foie, et la vessie celle de la vésicule biliaire.

Le cycle *Ko* ou destructeur pourra s'exprimer de la façon suivante :

— le foie malade mettra en danger la rate et le pancréas comme le bois recouvre la terre, et la vésicule biliaire menacera l'estomac ;

— la rate malade mettra en danger les reins comme la terre absorbe l'eau, et l'estomac menacera la vessie ;
— les reins malades mettront en danger le cœur comme l'eau éteint le feu, et la vessie menacera l'intestin grêle ;
— le cœur malade mettra en danger les poumons comme le feu fond le métal, et l'intestin grêle menacera le gros intestin ;
— enfin les poumons malades mettront en danger le foie comme le métal coupe le bois, et le gros intestin menacera la vésicule biliaire.

De ces considérations découleront aisément les applications pratiques pour le diagnostic et le choix des points à utiliser en thérapeutique.

II. — L'énergie

Toutes ces tentatives d'explications : loi du *Yin* et du *Yang,* loi des Cinq Éléments, ne sont possibles et compréhensibles que si l'on suppose l'existence de ce que les Chinois appellent *T'chi (Qi)* : l'énergie.

Le concept de cette énergie, base de l'acupuncture, marque durablement la pensée médicale de l'Extrême-Orient, alors que notre médecine occidentale reste essentiellement marquée par la notion organique.

Dans l'idéogramme représentant le *T'chi* à côté du grain de riz, symbole de la nourriture venant de la terre, se trouve le terme de « vapeur », symbole de l'énergie « impalpable » venant

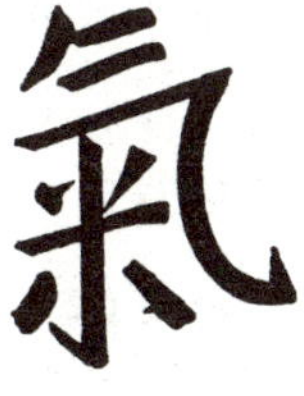

Fig. 6. — Idéogramme du *T'chi (Qi)*

du ciel. Le *T'chi* apparaît comme le symbole de la force, mais c'est aussi la matière essentielle et universelle commune à tout ce qui existe. Les Chinois disent : « Tout dans l'univers est constitué par le *T'chi.* » Cette théorie se révèle d'une grande actualité, puisque la science moderne nous apprend que matière et énergie ne font qu'une seule et même chose, et peuvent par conséquent se transformer l'une dans l'autre, par exemple : le bois qui brûle et l'atome qui perd de sa masse libèrent de l'énergie. D'où une nouvelle particularité de l'énergie, son dynamisme.

1. **Les énergies cosmiques** viennent des éléments de la nature et peuvent être, selon les lois que nous connaissons, *Yin* ou *Yang.* L'énergie qui se trouve en haut est l'énergie du ciel ; celle qui se trouve en bas est l'énergie de la Terre ; mais ces énergies ne sont pas stables, elles s'intercalent, évoluent et se transforment pour créer les énergies cosmiques : le vent, le feu, la chaleur, l'humidité, la sécheresse, le froid.

Si ces énergies du ciel et de la Terre sont en concordance dans le temps et l'espace l'évolution se fera parfaitement et il y aura production. Mais lorsque ces énergies sont déréglées, désynchronisées, elles deviendront nocives, parce que le phénomène est anormal. Elles portent le nom d'énergies perverses *(Sie-T'Chi).*

2. **L'énergie de l'homme,** symboliquement présentée comme une émanation du souffle originel, n'est pas pour autant une entité métaphysique. Elle provient de l'association :

- de l'énergie prénatale dite énergie ancestrale *(Tsai sheng yuan t'chi)* transmise héréditairement par les cellules sexuelles, entretenue par leur activité et porteuse de toutes les acquisitions physiques et psycho-intellectuelles de la lignée ;
- de l'énergie respiratoire puisée dans l'atmosphère (rame aérienne) ;
- de l'énergie alimentaire (le souffle des cinq graines) élaborée et conservée par le travail des entrailles et des organes.

Elle est ainsi présente à la surface du corps comme dans la profondeur des tissus et des organes ; mais dans cette énergie diffuse qui baigne les moindres cellules se forment des courants préférentiels dont l'ensemble réalise le réseau de la circulation de l'énergie (réseau purement dynamique qui, en quelque sorte, doublerait le réseau nutritionnel de la circulation sanguine).

À l'état de santé l'énergie circule en ces trajets qui lui sont propres selon un rythme immuable et selon un équilibre défini de ses qualités *Yin* et *Yang*.

Lorsque l'homme est attaqué par une énergie perturbatrice due soit à un décyclage des énergies cosmiques normales, soit à un trouble interne physique ou psychique, son corps réagit par la mobilisation de l'énergie vigile, superficielle, défensive, dite énergie *Oe (Wei-T'chi),* qui circule dans la chair, les muscles, les aponévroses. Elle a pour rôle d'éviter la pénétration de l'énergie perverse agressive dans les méridiens, puis les organes. Lorsque l'agression se prolonge ou en cas d'insuffisance de l'action de l'énergie *Oe,* il y a risque de fortes perturbations de la circulation de l'énergie végétative, nourricière profonde, dite énergie *Yong (Yong-T'chi),* réactions que l'on peut rapprocher dans la physiologie occidentale de la réponse échelonnée progressivement plus sévère des centres neurovégétatifs aux agressions diverses.

Tant que le rapport *Yin-Yang* se maintient en équilibre lors de ces manifestations, l'homme se défend, le cours de l'énergie reste régulier, la maladie n'apparaît pas ; par contre, tout déséquilibre entre les deux termes altérera le cours de l'énergie et entraînera des troubles en rapport avec la nature *Yin* ou *Yang* de la fonction physiologique atteinte. Il faudra, pour guérir, rétablir l'équilibre rompu, et pour cela agir sur l'énergie et, selon les différente cas, en des points déterminés de son circuit.

III. — Les voies de l'énergie et les points chinois

A) *Les voies*

Ces voies ne sont pas sans évoquer celles de la circulation de l'eau à la surface de la Terre. En effet, de même que l'eau après la pluie est répandue sur toute la surface du sol, puis se concentre en flaques, ruisselets, ruisseaux, rivières, fleuves et lacs, de même l'énergie vitale, présente, comme nous l'avons vu, dans tout le corps humain, se canalise en différents circuits qui tissent un réseau d'une part entre eux-mêmes, d'autre part entre eux et les régions organiques les plus profondes et les zones les plus superficielles des téguments, circuits que l'on classe actuellement en deux séries :

— une série de méridiens principaux ;
— une série de méridiens secondaires[1].

1. **Les méridiens principaux ou « Kings ».** — Au nombre de douze, ils constituent le pivot de l'acupuncture et leur description fut motivée par la connaissance de la topographie des points cutanés, dont, dès les origines, on apprécia les qualités particulières.

Disposés symétriquement par rapport à l'axe sagittal du corps, ils parcourent la tête, le tronc, l'abdomen et les membres, tantôt sur la partie antérieure du corps, tantôt sur la partie postérieure, formant un système de circulation fermée. Chacun présente son trajet propre, son horaire énergétique

1. La traduction du mot chinois *King* par le terme géographique *méridien* est un anachronisme dû à une erreur des premiers traducteurs, mais le mot *méridien* est le plus couramment employé.

déterminé, et correspond à un organe, à une entraille ou à une fonction dont il porte le nom :

— les méridiens correspondant aux cinq organes, étant comme ceux-ci de nature *Yin,* sont : les méridiens de : foie, poumon, cœur, rate et pancréas, rein ;
— les méridiens correspondant aux cinq entrailles, étant comme celles-ci de nature *Yang,* sont les méridiens de : estomac, intestin grêle, vésicule biliaire, gros intestin, vessie ;
— les méridiens correspondant aux deux fonctions spéciales étant le méridien de : « maître du cœur, sexualité », de nature *Yin,* et le méridien de « triple réchauffeur » de nature *Yang.*

Dans ces trajets, la circulation de l'énergie s'effectue suivant un horaire immuable :

— Dans les vingt-quatre heures elle évolue en une progression invariablement centrifuge puis centripète entre le corps et les membres (cinquante fois le parcours total).

— Dans le même temps, elle subit de deux heures en deux heures une variation de son flux qui à chaque méridien octroie une période d'activité maximum, et cette période de plénitude qui correspond aux heures auxquelles se situent de préférence les manifestations pathologiques inhérentes à la fonction sous-tendue par ce méridien (nous connaissons tous les crises hépato-vésiculaires du milieu de la nuit, la crise d'asthme du petit matin, les manifestations cardio-vasculaires de midi et de la fin du jour) conditionne aussi celle des meilleures réponses à la thérapeutique par les aiguilles.

— Dans le même temps encore, soumise à la loi d'alternance universelle, elle subit de quatre heures en quatre heures une mutation *Yin-Yang* ou *Yang-Yin.*

Ainsi, en résumé, l'énergie :

Yin	de 1 h à 5 h est en plénitude ;	
	de 1 h à 3 h dans le méridien de :	Foie ;
	de 3 h à 5 h dans le méridien de :	Poumon ;
Yang	de 5 h à 9 h est en plénitude ;	
	de 5 h à 7 h dans le méridien de :	Gros intestin ;
	de 7 h à 9 h dans le méridien de :	Estomac ;
Yin	de 9 h à 13 h est en plénitude ;	
	de 9 h à 11 h dans le méridien de :	Rate-Pancréas ;
	de 11 h à 13 h dans le méridien de :	Cœur ;
Yang	de 13 h à 17 h est en plénitude ;	
	de 13 h à 15 h dans le méridien de :	Intestin grêle ;
	de 15 h à 17 h dans le méridien de :	Vessie ;
Yin	de 17 h à 21 h est en plénitude ;	
	de 17 h à 19 h dans le méridien de :	Rein ;
	de 18 h à 21 h dans le méridien de :	Circ.-sexualité ;
Yang	de 21 h à 1 h est en plénitude ;	
	de 21 h à 23 h dans le méridien de :	Triple réchauffeur ;
	de 23 h à 1 h dans le méridien de :	Vésicule biliaire.

C'est au moment de la naissance que l'énergie, qui, au cours de la vie embryonnaire, a dû suivre les lignes de force du développement des organes, systèmes et appareils sensoriels, traçant ainsi ses douze vecteurs, et a puisé ses éléments dans l'énergie maternelle, prend lors du premier cri et de la première respiration toute son autonomie dans le méridien du poumon.

Dès lors le périple de l'énergie emprunte successivement chacun des méridiens relié au suivant par une anastomose :

→ P → GI → E → RP → C → Ig → V →
R → MCS → TR → VB → F ┐

et là encore, comme dans le cycle des Cinq Éléments, mais dans un ordre différent, un méridien est la mère de celui qui le suit et le fils de celui qui le précède.

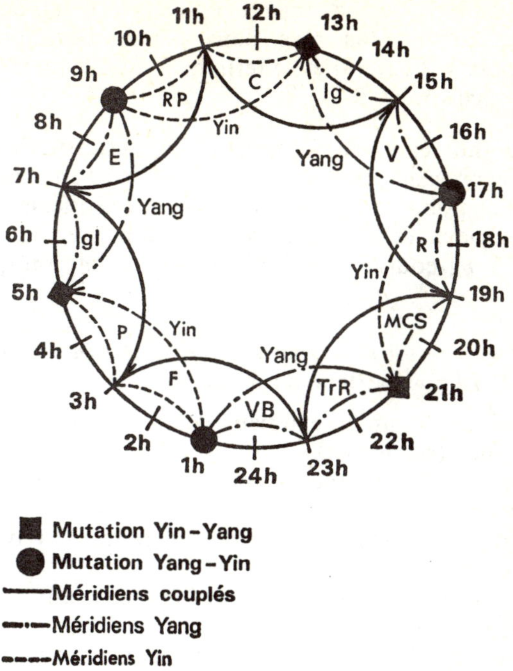

Fig. 7. — Horaire et mutations des méridiens principaux

a) Le méridien « Yin » de poumon : « Cheou-Tae-Yin » (porteur de 11 points) :

— débute au centre de l'estomac ;
— traverse le diaphragme ;
— entre dans le poumon, la trachée, la gorge et redescend à la face antérieure de l'aisselle, pour sortir à la surface cutanée en son premier point P 1 ;
— il passe alors sur la face antéro-interne du bras et arrive au niveau du coude (point P 5) ;

— chemine sur le milieu de la face antérieure de l'avant-bras puis dans la gouttière radiale (points P 7, 8, 9) et se termine à l'angle interne du pouce (point P 11).

Le flux énergétique venant du méridien du foie qui le précède dans le cycle lui est parvenu en son premier point et un vaisseau parti du septième point vers l'index établit la communication avec le méridien *Yang* couplé : le méridien de gros intestin qui le suit.

b) Le méridien « Yang » de gros intestin : « Cheou-Yang-Ming » (porteur de 20 points) :

— débute à l'angle extérieur de l'index, du côté du pouce (point GI 1) ;
— suit le bord supéro-externe du doigt, arrive au poignet (points GI 4 et 5) ;
— longe la face postérieure du radius, arrive au coude (point GI 11) ;
— passe à la face antérieure de l'épaule (points GI 14 et GI 15) ;
— puis au bord postéro-supérieur de l'articulation (point GI 16), d'où une branche gagne la face antéro-latérale du cou (points GI 17 et 18) pour finir sur la face à l'extrémité supérieure du pli naso-génien (point GI 20) ;
— alors qu'une autre branche pénètre en profondeur dans le creux sus-claviculaire pour gagner le poumon et le gros intestin.

Le flux énergétique venant du méridien du poumon lui est parvenu en son quatrième point, et un vaisseau parti du vingtième point établit la communication avec le méridien de l'estomac qui le suit.

c) Le méridien « Yang » d'estomac : « Tsou-Yang-Ming » (porteur de 45 points) :

— commence sur le frontal un travers de doigt en arrière et quatre au-dessus de l'angle externe de l'orbite (point E 1) ;
— descend en avant du tragus (point E 2) puis à l'angle du maxillaire inférieur (point E 3) ;
— remonte au milieu du rebord inférieur de l'orbite (point E 4) ;
— passe un travers de doigt en arrière de l'extrémité du pli naso-génien (point E 6), ensuite en dehors de la commissure des lèvres (point E 7), puis descend sur la partie antéro-latérale du cou jusqu'à sa base (point E 11-E 12), descend en passant par le mamelon (point E 17), jusqu'à l'aine (point E 30), pour, continuant à descendre sur la cuisse, la face antéro-latérale du genou et de la jambe (point E 36), le bord externe du tibia, arriver à la face dorsale du pied (point E 42), et
— atteindre l'angle unguéal externe du deuxième orteil (point E 45).

Un vaisseau part du point E 3 et plonge vers la gorge ; un autre part du point E 12 et s'enfonce dans la profondeur vers l'estomac et la rate.

Le flux énergétique venant du méridien de gros intestin lui est parvenu en son premier point et un vaisseau parti du quarante-deuxième point à la face dorsale du pied établit la communication avec le méridien de la rate qui le suit.

d) Le méridien « Yin » de rate dit aussi *rate pancréas : « Tsou-Tae-Yin »* (porteur de 21 points) (points Rt ou RP) :

— commence à l'angle unguéal interne du gros orteil (1 rate), puis passe successivement à l'articulation

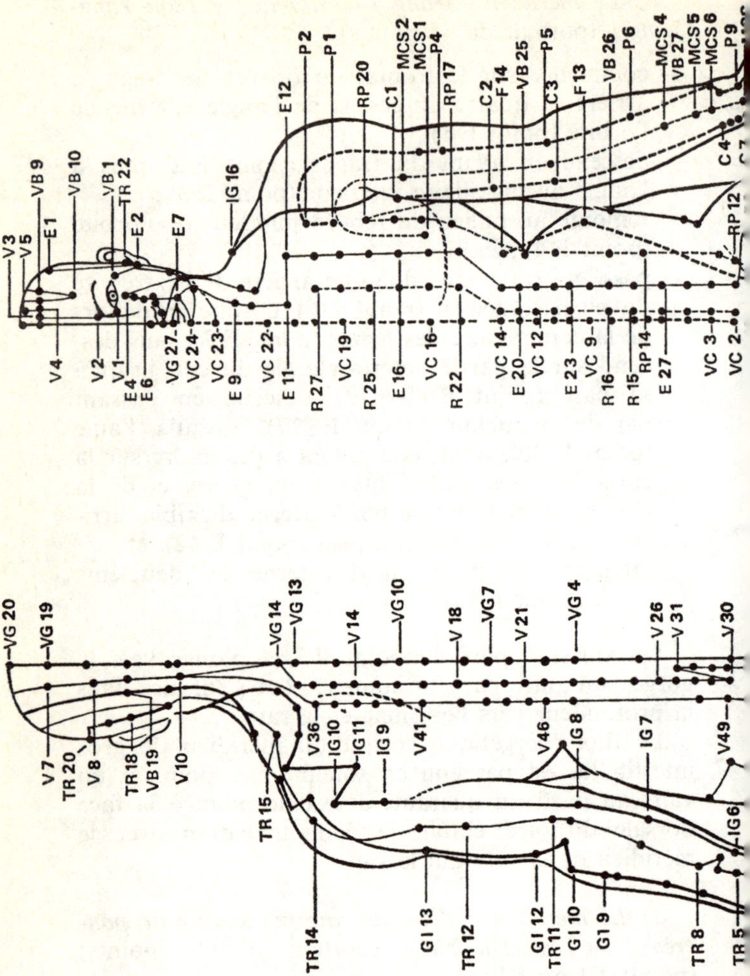
V3
V5
VB 9
E1
VB 10
VB1
TR 22
E 2
E7
IG 16
E 12
P2
P1
RP 20
C1
MCS2
MCS1
P4
RP 17
C2
F14
VB 25
P5
C3
F13
VB 26
P6
MCS 4
VB 27
MCS5
MCS6
P9
C 4
RP 12
V4
V2
V1
E4
E 6
VG 27
VC 24
VC 23
E 9
VC 22
E 11
R 27
VC 19
R 25
E 16
VC 16
R 22
VC 14
E 20
VC 12
E 23
VC 9
R 16
R 15
RP 14
E 27
VC 3
VC 2
VG 20
VG 19
VG 14
VG 13
V14
VG10
V 18
VG7
V21
VG 4
V 26
V 31
V 30
V 7
TR 20
V 8
TR18
VB19
V10
TR 15
V36
IG10
IG11
IG 9
V41
V46
IG 8
IG 7
V49
IG6
TR 14
GI 13
TR 12
GI 12
TR 11
GI 10
G1 9
TR 8
TR 5

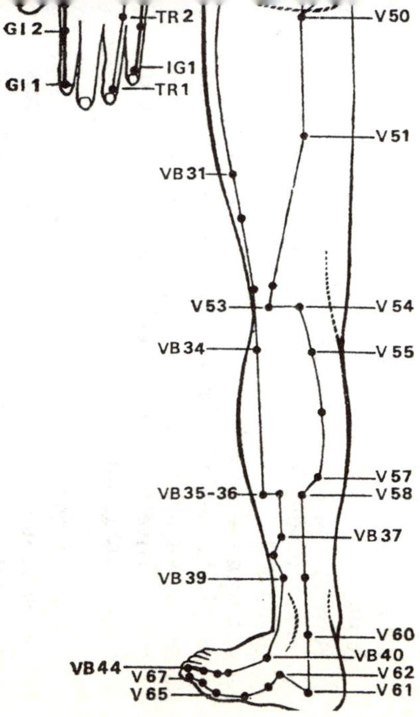

Fig. 8

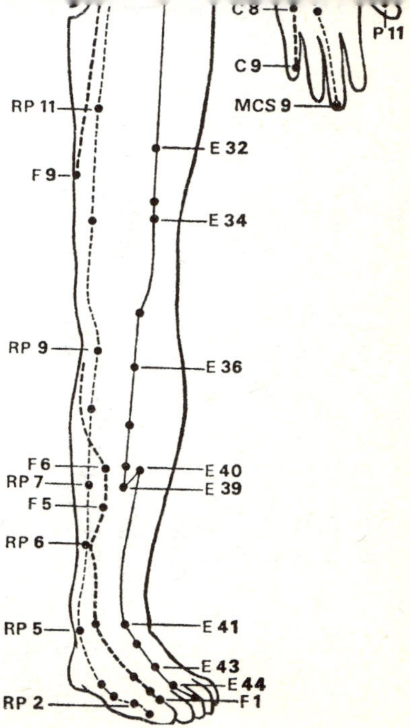

Fig. 9

Trajets des méridiens principaux du vaisseau gouverneur et du vaisseau conception métatarso-phalangienne du gros orteil, en avant de la malléole interne (point Rt 5) ;

— à la face interne de la jambe (points Rt 6, 7, 8, 9) ;
— à la cuisse et à l'aine (point Rt 13) ;
— sur l'abdomen latéralement (points Rt 14, 15) ;
— puis sur le gril costal jusqu'au troisième espace intercostal (point Rt 20), d'où il redescend jusqu'au sixième espace (point Rt 21).

Une branche détachée de Rt 16 pénètre dans la rate et l'estomac à gauche, le pancréas et l'estomac à droite, monte à la gorge et aboutit à la base de la langue.

Le flux énergétique venant du méridien de l'estomac lui est parvenu en son premier point et un vaisseau parti de son vingt et unième point établit la communication avec le méridien du cœur qui le suit.

e) Le méridien « Yin » de cœur : « Cheou-Chao-Yin » (porteur de 9 points) :

— commence au milieu du cœur ;
— détache de suite un vaisseau qui descend à travers le diaphragme et entre dans l'intestin grêle, et un vaisseau qui monte à la gorge et aux yeux ;
— puis croisant le poumon, apparaît à l'aisselle (point C 1) ;
— il descend alors le long de la face interne du bras, du pli du coude (point C 3), de l'avant-bras, jusqu'au poignet (point C 7) et par la paume de la main, arrive à l'extrémité de l'auriculaire, côté de l'annulaire (point C 9).

Le flux énergétique venant du méridien de la rate lui est parvenu en son premier point et un court vaisseau parti de son neuvième point établit la communication avec le méridien de l'intestin grêle qui le suit.

f) Le méridien « Yang » d'intestin grêle : « Cheou-Tae-Yang » (porteur de 19 points) :

— débute à l'angle inguéal de l'auriculaire (point Ig 1) ;
— longe le bord interne de la main jusqu'au poignet ;
— arrive au coude dans la gouttière cubitale (point Ig 8) ;
— longe la partie postéro-interne du bras ;
— passe à la partie postérieure de l'articulation de l'épaule (point Ig 11, 12, 13) ;
— détache un vaisseau qui descend au creux sus-claviculaire et plonge directement à l'entraille, qui est l'intestin grêle, enfin, monte au cou à l'angle du maxillaire inférieur (point Ig 17), à la joue, au niveau de l'arcade zygomatique (point Ig 18) et se termine en avant de l'oreille au point Ig 29.

Le flux énergétique venant du méridien du cœur lui est parvenu en son premier point, et un vaisseau parti de son dix-huitième point établit la communication avec le méridien de vessie qui le suit.

g) Le méridien Yang de vessie : « Tsou-Tae-Yang » (porteur de 67 points) :

— commence à l'angle interne de l'œil (point V 1) ;
— monte au front puis sur le crâne (points V 4 à 9), sur une ligne para-médiane et arrive à la nuque (point V 10) où il se divise en deux branches :
— *une branche interne* qui, après avoir touché un vaisseau secondaire médian, le vaisseau gouverneur en son 14e point, longe les apophyses épineuses cervicales à deux travers de doigt de la ligne médiane, pour descendre verticalement à partir du point V 11 situé entre les apophyses transversales des première et deuxième vertèbres dorsales, encore à deux travers de doigt de la ligne

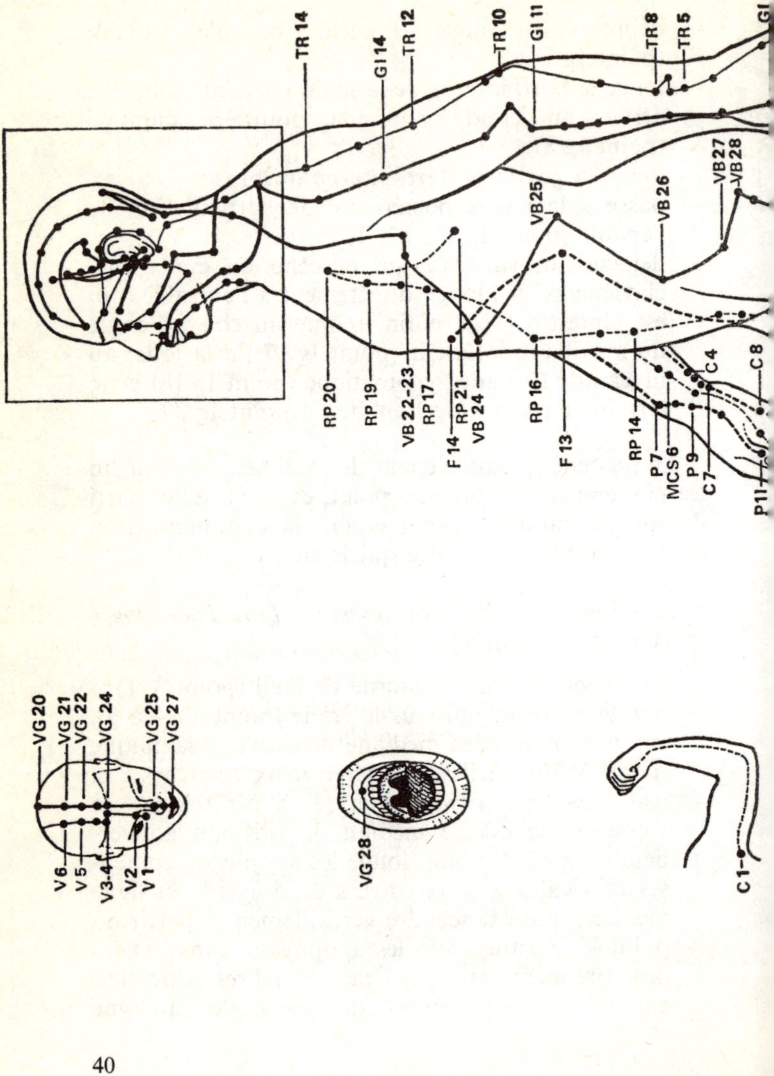
TR 14
GI 14
TR 12
TR 10
GI 11
TR 8
TR 5
GI 4
VB 27
VB 28
VB 26
VB 25
RP 20
RP 19
VB 22-23
RP 17
F 14
RP 21
VB 24
RP 16
F 13
RP 14
P 7
MCS 6
P 9
C 7
C 4
C 8
P 11
VG 20
VG 21
VG 22
VG 24
VG 25
VG 27
V 6
V 5
V 3-4
V 2
V 1
VG 28
C 1

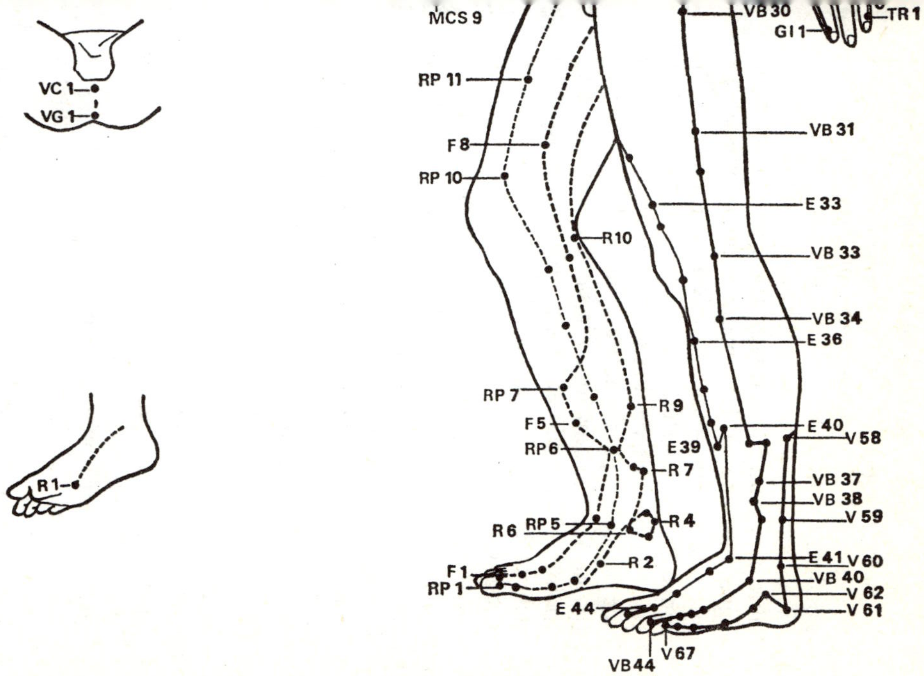

Fig. 10. — Trajets des méridiens principaux

médiane, et gagner la face postérieure de la fesse et de la cuisse pour arriver au pli sous-fessier ; branche très importante sur laquelle sont situés les points « YU » métamériques du dos qui correspondent à toutes les fonctions organiques ;

— *une branche externe* qui descend sur un trajet sensiblement parallèle à quatre travers de doigt de la ligne médiane, à la rencontre de la précédente au milieu du sillon sous-fessier (point V 50), longe la face postérieure du genou (point V 54), et de la jambe avec l'important V 58 en décalage sur le côté, passe derrière la malléole externe (point V 60), enfin longe le bord externe du pied (points V 62 à 65) et se termine en arrière et en dehors de l'angle unguéal externe du cinquième orteil (point V 67).

Un rameau détaché du point V 7 plonge vers le cerveau. Un second rameau détaché du point V 23 gagne le rein puis la vessie.

Le flux énergétique venant du méridien de l'intestin grêle lui est parvenu en son premier point, et un vaisseau parti de son soixante-septième point établit la communication au milieu de la plante du pied avec le méridien du rein qui le suit.

h) Le méridien « Yin » de rein : « Tsou-Chao-Yin » (porteur de 27 points) :

— commence au milieu de la plante du pied (point R 1) ;
— gagne le bord interne du pied ;
— monte en arrière de la malléole interne (point R 6) ;
— fait une boucle entre la malléole interne et le tendon d'Achille (points R 3, 4 et 5) ;
— suit le bord interne du tibia (point R 7) ;
— arrive à l'extrémité interne du pli du genou (point R 10) ;

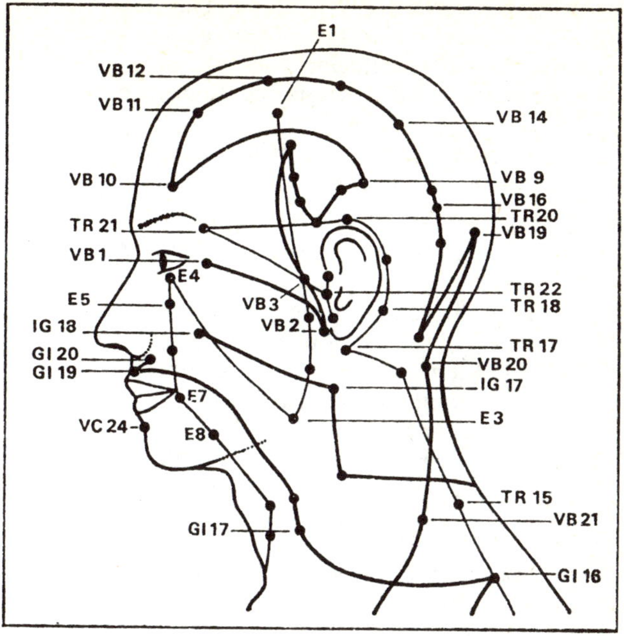

Fig. 11. — Trajets des méridiens principaux sur le massif crânio-facial

— gagne, par la face postéro-interne de la cuisse, le pubis (point R 11), la face antérieure de l'abdomen (points R 12 à R 21), puis la face antérieure du thorax (points R 22 à 27).

Il a détaché, entre les points 11 et 27 :

— un vaisseau allant au périnée, à la vessie et au rein ;
— un vaisseau allant au foie ;
— un vaisseau gagnant la gorge et la racine de la langue ;
— un vaisseau allant au cœur.

Le flux énergétique venant du méridien de vessie lui est parvenu en son premier point, et un vaisseau parti de son vingt-deuxième point établit la communication avec le méridien du maître du cœur qui le suit.

i) Le méridien « Yin » de maître du cœur-sexualité : « Cheou-Tsiue-Yin » (porteur de 9 points) :

— commence au milieu de la poitrine ;
— suit le quatrième espace intercostal et émerge sur le bord supérieur de la cinquième côte un travers de doigt en dehors du mamelon (point MC 1) ;
— il gagne l'aisselle et longe la face interne du bras entre le méridien du poumon et du cœur ;
— arrive au coude (point MC 3) ;
— au poignet (points MC 6 et 7) ;
— au milieu de la paume de la main (point MC 8) ;
— et se termine à l'extrémité du médius, angle unguéal externe du côté du radius (point MC 9).

Le flux énergétique venant du méridien des reins lui est parvenu en son premier point, et un vaisseau parti de la paume de la main en son huitième point gagne l'extrémité de l'annulaire pour établir la communication avec le méridien du triple réchauffeur qui le suit.

j) Le méridien « Yang » de triple réchauffeur : « Cheou-Chao-Yang » (porteur de 23 points) :

— commence à l'angle unguéal interne de l'annulaire côté auriculaire (point TR 1) ;
— passe sur le dos de la main et du poignet, longe l'avant-bras entre le cubitus et le radius, jusqu'au coude (point TR 10) ;
— puis, par la face postérieure du bras, arrive à l'épaule (points TR 14 et 15) ;
— descend au creux sus-claviculaire ;

— il détache un vaisseau qui pénètre dans la poitrine et se lie au méridien maître du cœur ;
— puis passe derrière la nuque, contourne l'oreille (points TR 17, 18, 19, 20) ;
— arrive à la tempe un peu au-dessus et en arrière de l'extrémité externe du sourcil (point TR 21) pour se terminer à la base du tragus (point TR 22), dans le creux supérieur (point TR 23), dans le creux inférieur (TR 23).

Le flux énergétique venant du méridien du maître du cœur lui est parvenu en son premier point, et un court vaisseau parti de son vingt-troisième point établit la communication avec le méridien de vésicule biliaire qui le suit.

k) Le méridien « Yang » de vésicule biliaire : « Tsou-Chao-Yang » (porteur de 44 points) :
— commence à l'angle externe de l'œil (point VB 1) ;
— gagne le devant de l'oreille puis la région temporale en décrivant plusieurs courbes (points VB 2 à 11), suit la partie latérale du crâne en dehors du méridien de vessie, la nuque (point VB 20), arrive à la face latérale du cou (point VB 21) ;
— il détache un vaisseau au creux sus-claviculaire qui gagne le foie et la vésicule biliaire ;
— il passe alors à l'aisselle (point VB 22) et descend sur la face latérale de l'abdomen jusqu'à la hanche (point VB 30) ;
— sur la face latérale externe de la cuisse, du genou (point VB 34), de la jambe (points VB 37 et 38), et arrive au pied (point VB 41), et au quatrième orteil (point VB 44) où il se termine.

Le flux énergétique venant du méridien du triple réchauffeur lui est parvenu en son premier point et un vaisseau parti de son quarante et unième point établit la communication avec le méridien du foie qui le suit.

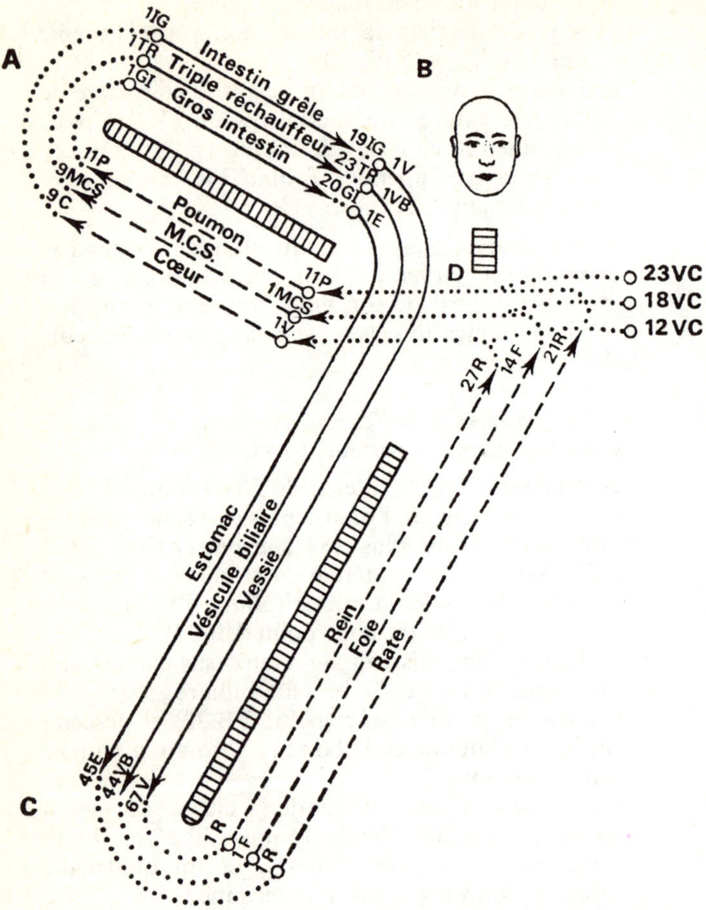

Fig. 12. — Zones de connexions des méridiens
A) Connexions digitales des mains. B) Connexions céphaliques.
C) Connexions digitales des pieds. D) Connexions thoraciques.

1) Le méridien « Yin » de foie : « Tsou-Tsiue-Yin » (porteur de 14 points) :

— commence à l'angle unguéal externe du gros orteil ;
— il longe la face dorsale du pied jusqu'à la cheville (point F 4 au milieu de l'articulation du scaphoïde avec l'astragale) ;
— passe à la face interne de la jambe (points F 5, 6 et 7) ;
— à l'extrémité interne du pli du genou (point F 8), gagne la pointe inférieure du triangle de Scarpa (point F 12), croise la branche externe du pubis, longe la partie externe de l'abdomen jusqu'à l'extrémité libre de la onzième côte (point F 13) et se termine au thorax sur le bord supérieur de la sixième côte (point F 14) où il pénètre dans le thorax et, en même temps, il détache un vaisseau qui remonte à la gorge, à l'œil, au front et se termine sur la ligne médiane vers le sommet du crâne.

Le flux énergétique venant du méridien de vésicule biliaire lui est parvenu en son deuxième point, et un vaisseau parti de son quatorzième point établit la communication avec le méridien des poumons pour terminer le cycle de la grande circulation de l'énergie.

La révolution recommence alors, l'énergie ne cessera de cheminer qu'au moment de la mort, et l'on aura remarqué :

— D'une part, que :

— les six méridiens *Yin* sont disposés à la face interne ou antéro-interne des membres, le sens de circulation de l'énergie y étant centrifuge dans les trois méridiens *Yin* des membres supérieurs, centripète dans les trois méridiens *Yin* des membres inférieurs ;
— les six méridiens *Yang* sont disposés à la face externe ou postéro-externe des membres, le sens

de circulation de l'énergie y étant centripète dans les trois méridiens *Yang* des membres supérieurs, centrifuge dans les trois méridiens *Yang* des membres inférieurs.

(Les méridiens dont les trajets se suivent sur les faces opposées de chacun des membres sont ceux mêmes des organes et fonctions *Yin-Yang* « couplés » dans le tableau des correspondances auxquels ils sont liés ; de ce fait ils sont dits aussi : méridiens « couplés ».)

— D'autre part, que dans sa révolution l'énergie ayant cheminé successivement dans deux méridiens *Yin* puis deux méridiens *Yang* ne fait sa mutation spécifique qu'aux extrémités distales de ces vecteurs : *Yin-Yang* au niveau des mains, *Yang-Yin* au niveau des pieds.

La proportion d'énergie dominante de chacun va ainsi aller en augmentant de son extrémité distale vers son extrémité proximale (doigts vers la face, orteils vers le thorax) où elle atteindra son maximum de spécificité, *Yin* au thorax, *Yang* à la face.

Le sens de la variation spécifique n'est donc pas superposable à celui de la circulation énergétique du circuit ; de même sens que celui-ci dans les méridiens *Yang* du membre supérieur et les méridiens *Yin* du membre inférieur, elle est de sens contraire dans les méridiens *Yin* du membre supérieur et les méridiens *Yang* du membre inférieur.

— D'autre part encore, que cette variation rapidement progressive des extrémités vers le coude ou le genou est affirmée et pratiquement stable dès qu'elle atteint ces articulations.

— Enfin, il faut noter que, en même temps que cette notion linéaire, intervient une notion de niveau et de plan :

— les méridiens *Yang* forment trois plans superficiels :

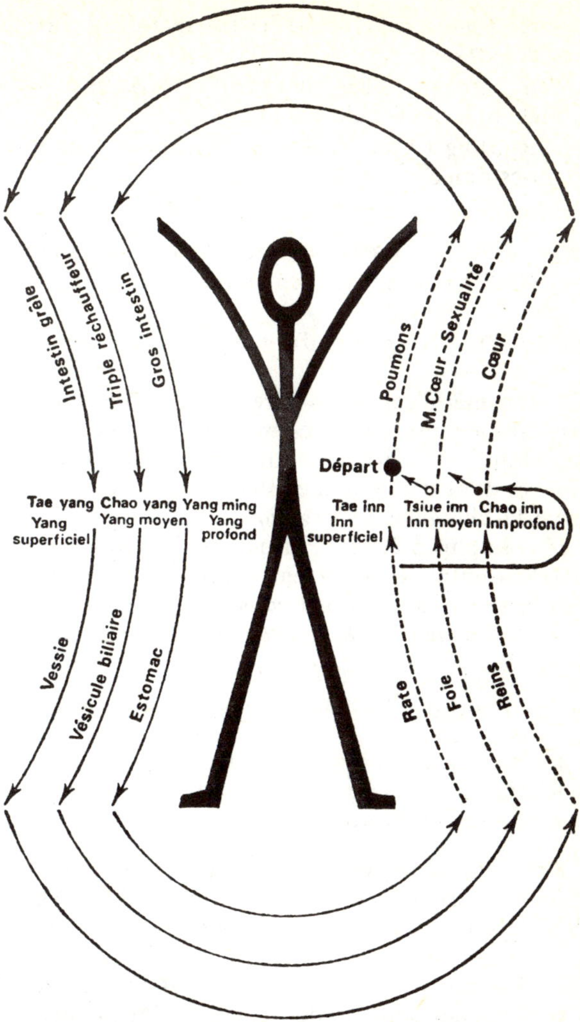

Fig. 13. — Circulation de l'énergie. Les trois *Yang*. Les trois *Yin*
Le schéma se lit de gauche à droite,
la gauche représentant le superficiel et la droite la profondeur

Tae Yang (*Yang* superficiel) : méridiens intestin grêle-vessie,
- *Chao Yang* (*Yang* moyen) : méridiens triple réchauffeur-vésicule biliaire,
- *Yang Ming* (*Yang* profond) : méridiens gros intestin-estomac ;

— les méridiens *Yin* forment trois plans profonds :

- *Tae Yin* (*Yin* superficiel) : méridiens rate-poumon,
- *Tsiue Yin* (*Yin* moyen) : méridiens : foie-maître du cœur-sexualité,
- *Chao Yin* (*Yin* profond) : méridiens rein-cœur.

2. **Les méridiens secondaires.** — À côté des méridiens principaux, seuls connus en Europe pendant longtemps, ces méridiens qui ont un rôle très déterminé, et dont d'ailleurs l'existence explique en grande partie la *physiologie énergétique,* font l'objet d'études de plus en plus précises. Formant un véritable feutrage de relais entre les méridiens principaux d'une part, entre le réseau ainsi constitué, les différents organes et les nappes d'énergie *Oé* et *Yong,* d'autre part, ce sont :

1) les vaisseaux *Lo* ou *Lo Bie* ;
2) les méridiens distincts ou de connexion ou collatéraux ;
3) les méridiens tendino-musculaires ;
4) les méridiens curieux ou vaisseaux merveilleux ou vaisseaux extraordinaires.

Nous citons sur ce point comme références essentielles les ouvrages de MM. Chamfrault et Nguyen Van Nghi (cf. *Bibliographie sommaire*).

a) Les vaisseaux « Lo » ou « Lo Bie » : bilatéraux et symétriques sont de deux sortes : douze vaisseaux *Lo* longitudinaux et douze vaisseaux *Lo* transversaux, mais leur point d'origine situé sur chacun des méridiens principaux est le même pour les deux variétés : c'est le *point Lo* situé aux avant-bras et aux jambes : P 7, GI 6, E 40, RP 4, C 5, IG 7, V 58, R 4, MCS 6, TR 5, VB 37, F 5.

— *Les vaisseaux « Lo » longitudinaux* doublent les méridiens principaux sur une grande partie de leur trajet. À partir du *point Lo,* leur direction est ascendante sauf pour les méridiens de poumon et de vésicule biliaire ; ils vont en direction des viscères correspondants et souvent des viscères couplés, les atteignant ou s'arrêtant avant, sur ou dans le massif facial ou le crâne, le thorax, l'abdomen, les extrémités.

— *Les vaisseaux « Lo » transversaux* sont de courts vaisseaux qui mettent en communication deux méridiens principaux couplés en leurs extrémités distales ; partis du *point Lo* d'un méridien *yin* ou *yang,* ils vont (en cela très différents des vaisseaux longitudinaux) toujours vers un autre méridien : le méridien couplé de nature opposée qu'ils rejoignent en un point de celui-ci toujours le même : le *point yunn.* Leurs trajets respectifs sont donc :

P 7 → GI 4 ; GI 6 → P 9 ; E 40 → RP 3 ;
RP 4 → E 42 ; C5 → IG 4 ; IG 7 → C 7 ;
V 58 → R 3 ; R 4 → V 64 ; MCS 6 → TR 4 ;
TR 5 → MCS 7 ; VB 37 → F 3 ; F 5 → VB 40.

— *Aux vaisseaux « Lo » on rattache trois vaisseaux dits aussi « Lo »,* qui par leur anatomophysiologie se rapprochent surtout des vaisseaux longitudinaux ; deux appartiennent, non plus à des méridiens principaux, mais à deux autres méridiens secondaires très importants : les méridiens de *Tou-Mo* et de *Jen-Mo* (vaisseau « gouverneur » et vaisseau « conception »), et nous les décrirons avec ceux-ci ; un appartient au méridien de la rate : le *grand Lo de la rate,* qui se détache du point RP 21, et se dispersant aussitôt en multiples rameaux dans toutes les directions, se met en rapport avec tous les autres *Lo*.

b) Les méridiens distincts forment eux aussi un réseau de communication entre les méridiens principaux. Voies d'union à longs trajets, ils naissent comme les vaisseaux *Lo* des méridiens couplés, mais ils s'en détachent au niveau des grandes articulations : ceinture scapulaire, hanche, genou ; ils plongent alors vers les viscères correspondant à leur méridien d'origine, mais ils les touchent de façon moins profonde, on dit qu'ils « lèchent l'organe ou l'entraille ». Ils montent ensuite vers la gorge, le massif facial, la nuque et le crâne, où vaisseaux distincts d'origine *Yin* et vaisseaux distincts d'origine *Yang* s'unissent pour se jeter dans les méridiens principaux *Yang*. Leur topographie donne à penser, d'une part qu'ils sont d'importants porteurs de l'énergie *Oé* d'alerte et de défense, d'autre part que par leur intermédiaire, s'explique l'action à distance de certains points des vaisseaux principaux dont les trajets n'atteignent pas les régions intéressées.

c) Les méridiens tendino-musculaires, vaisseaux comme les précédents très longs, avec une zone d'impact plus importante que la zone péri-articulaire des vaisseaux distincts, drainent comme eux l'énergie superficielle défensive du corps, alors répartie dans la peau, les tendons et les muscles. Ils débutent aux extrémités des quatre membres au *point Su* le plus distal des méridiens principaux situé sur les doigts et les orteils : le *point Ting*. Ne pénétrant jamais en profondeur, ils couvrent les trajets des méridiens principaux d'un réseau ténu qui recueille tout au long de son parcours l'énergie superficielle des régions qu'il traverse, et touche en des points dits « points d'insertion » les articulations qu'il rencontre, enfin ils se réunissent en leurs extrémités proximales :

— Pour les trois méridiens *Yang* de la main sur la face latérale du crâne dans la zone du point VB 13.

— Pour les trois méridiens *Yang* du pied, à la face, au niveau de l'apophyse zygomatique dans la zone du point IG 18.

— Pour les trois méridiens *Yin* de la main, sur les faces latérales du thorax dans la région VB 22.

— Pour les trois méridiens *Yin* du pied dans la région génito-pubienne du point VC 3.

Par leur topographie superficielle, ces méridiens sont évidemment au travers de l'épiderme des chemins de pénétration de l'énergie perverse, mais ils sont aussi les éléments qui lui forment barrage, et donnent souvent les premiers signes d'alarme qui permettent une action thérapeutique immédiate et généralement facile.

d) Les méridiens curieux, ou vaisseaux merveilleux, ou vaisseaux extraordinaires doivent leur nom à une erreur de traduction du terme « extra-ordinaire » qui signifie simplement méridien différent des vaisseaux ordinaires : les méridiens principaux.

Deux de ces méridiens sont médians et ont un trajet propre ; ce sont : le *Tou-Mo* ou *vaisseau gouverneur* situé sur la ligne médiane du dos, le *Jen-Mo,* ou *vaisseau conception* situé sur la partie antérieure du corps. Les autres se situent soit dans le *Yin,* soit dans le *Yang,* et empruntent leurs trajets à certains des méridiens principaux ; ce sont : le *Tchong-Mo,* le *Tae-Mo,* le *Yin-Oé,* le *Yang-Oé,* le *Yin-Kéo,* le *Yang-Kéo.*

Ce sont des vaisseaux très importants : d'une part du fait de leur origine ou de leurs trajets ils transportent dans tout l'organisme la plus grande partie de l'énergie ancestrale, d'autre part ils jouent le rôle de réservoirs qui captent le trop-plein de l'énergie quand elle est en excès et la cèdent quand celle-ci devient insuffisante.

Leur nom est explicatif de leur fonction.

— Le *« Tou-Mo »* dont le nom signifie commander, gouverner, présente 27 points propres. Né en profondeur du *rein Yang* des Chinois (la surrénale), il va au périnée pour atteindre superficiellement son point d'émergence cutanée : point VG 1, juste en avant de la pointe du coccyx, suivre ensuite en un trajet ascendant (fig. 8, p. 38) la ligne médiane postérieure du coccyx au sommet du crâne : points VG 2 à VG 20, et descendre enfin sur la ligne médiane de la face jusque sur la gencive supérieure : point VG 27 entre les racines des incisives médianes.

Il comporte : d'une part, un vaisseau dit *« Lo »,* bilatéral, mais qui n'a pas la fonction régulatrice interméridiens des vrais vaisseaux *Lo* ; il se détache du point VG 1, envoie des rameaux vers la nuque, la tête et le cerveau, vers les méridiens secondaires de rate et estomac, et vers les territoires énergétiques génito-urinaires ; d'autre part de nombreuses anastomoses qui drainent vers lui l'énergie *Yong* et *Oé* des trois *Yang* : il est la *mer de tous les Yang* (le point VG 1 est dit *point Lo général de Yang,* les points VG 13 et 19 : *points centres réunion du Yang*) et des vaisseaux de communication avec *Jen-Mo* son symétrique sur la face antérieure du corps. Son point clé est le point intestin grêle 3.

— *Le « Jen-Mo »* ou vaisseau conception présente 24 points propres. Provenant comme le vaisseau gouverneur du *rein Yang,* il a son point d'émergence cutanée : point VC 1 au périnée sur la ligne médiane, à la naissance des bourses chez l'homme, de la commissure vulvaire postérieure chez la femme. Il suit alors comme le *Tou-Mo,* mais sur la ligne médiane antérieure du corps (fig. 9, p. 38) un trajet ascendant de son point VC 2, deux travers de doigt au-dessus du bord supérieur du pubis, jusqu'en son dernier point VC 24 au bord supérieur de la fossette du menton.

Il comporte deux vaisseaux secondaires bilatéraux : l'un descendant de son point VC 15 en se ramifiant dans la paroi abdominale, l'autre partant de son point terminal vers la région oculo-orbitaire. Lieu de déversement de l'énergie des trois *Yin,* il est la *mer de tous les Yin* (son point VC 1 est dit point *Lo général du Yin).* Ses vaisseaux de relation avec le *Tou-Mo* constituent une voie d'équilibration *Yin-Yang* antéro-postérieure. Son point clé est le point poumon 7.

— *Le Tchong-Mo* ou vaisseau central, né aussi du *rein Yang,* après son trajet interne, incorpore son parcours au méridien du rein, des points R 11 à R 27. Il détache d'importantes ramifications vers la gorge et la bouche, les territoires énergétiques du tube digestif et de l'appareil uro-génital, les membres inférieurs. Son point clé est le point rate 4.

— *Le « Tae-Mo »,* ou vaisseau ceinture, est un méridien qui fait le tour de la taille en un seul cercle ; il croise donc plusieurs méridiens ; et « ses troubles sont toujours néfastes pour les méridiens qui sont sous son commandement ». Il dépend du méridien principal de la vésicule biliaire qu'il touche en son point VB 26. Son point clé est le point vésicule biliaire 41.

— *Le « Yïn-Oe »* qui commence au-dessus de la malléole interne, au croisement de tous les *Yin* est un méridien secondaire du méridien des reins qui se détache du point R 9. Son trajet dans l'espace *Yin* relie tous les *Yin* ; il a un trajet segmentaire, une partie dans le méridien de la rate : 15 et 16 rate, une partie dans le méridien du foie : 14 foie, et une partie dans le méridien des reins : 22 et 23 rein, et se termine au point 22 du vaisseau conception. (Un symptôme a une valeur particulière pour le diagnostic : « La douleur au cœur. » Pas de signe de *Inn Oe* sans douleur au cœur.) Son point clé est le point maître du cœur 6.

— *Le « Yang Oe »* unit toutes les énergies *Yang*. C'est un vaisseau secondaire du méridien de la vessie. Il prend naissance en son soixante-quatrième point et passe successivement aux points VB 35, 29 – IG 10 – TR 15 – VB 21 – VG 15, 16 – VB 20, 19, 17, 15, 14 pour se terminer au point VB 13. Son point clé est le point triple réchauffeur 5.

— *Le « Yang-Keo »,* méridien secondaire du méridien de vessie, qui commence au point V 63 passe en V 61, 59, VB 29, GI 15, 16, E 4, 3, 1, V 1 pour se terminer en VB 20, et le *Yin-Keo,* méridien secondaire du méridien des reins, qui commence au point R 2, monte verticalement par les points R 6, 8, E 19, 12, 9, pour se terminer en V 1, sont les méridiens du mouvement (*Keo* signifie agilité). Ils dirigent tous les mouvements du corps, et par le point V 1 tiennent sous leur dépendance la fermeture des paupières.

Le point clé du *Yang-Keo* est le point vessie 62, le point clé du *Yin-Keo* est le point rein 6.

B) *Les points*

C'est grâce, comme nous l'avons dit, à la constatation de leurs qualités très spéciales que ces points du revêtement cutané corporel contribuèrent à l'édification de la thérapeutique par les aiguilles. Ils ont :

— la propriété de devenir douloureux, soit spontanément, soit à la pression, en des régions électives parfois proches, mais parfois fort éloignées d'un organe malade, régions sur lesquelles ils se groupent en séries linéaires toujours les mêmes lors de l'atteinte des mêmes organes ou des mêmes fonctions ;
— la possibilité, lorsqu'on les irrite (et l'aiguille de l'acupuncteur en dirige et règle l'irritation), de

déterminer un effet curatif sur les troubles observés.

Leur existence est indéniable, le malade souvent les signale lui-même, et le médecin les met en évidence par rapport à des repères anatomiques rigoureux.

Au nombre de huit cents, dont la plupart sont des points bilatéraux, ils se qualifient à la fois sur le plan physique, physiologique, et sur le plan psycho-intellectuel dont chacun des méridiens porte un reflet, par deux ordres d'actions : une action de commande directe de l'énergie qui découle objectivement de la systématisation de la circulation énergétique telle que nous l'avons décrite ; une action symptomatique dont les Chinois n'ont pas codifié la modalité de transfert énergétique, mais dont on est en droit de penser, comme le suggère Choain, que les termes sont en résonance harmonique avec ceux de la précédente, et, comme le suggère Cazès, qu'ils répondent à des déséquilibres types.

Certains de ces points possèdent l'une et l'autre qualification. Certains ne possèdent que l'une d'elles.

1. **L'action de commande directe de l'énergie,** principe essentiel d'un traitement par les aiguilles et élément capital de la durée du résultat obtenu, est assurée :

A) *Par des points qui sont communs à tous les méridiens* et ont sur ceux-ci une action identique ; ce sont :

a) Sur le trajet même des méridiens :

1) *Les soixante points antiques ou points élémentaires* qui sont de grande valeur car tous situés sur l'extrémité distale des membres dans la zone où l'équilibre énergétique est le plus instable, donc où il est le plus facile de le modifier, tous échelonnés dans le sens de l'augmentation de l'énergie dominante de chacun des méridiens qui, comme nous l'avons dit,

croît à partir de cette même extrémité distale et, dans cette « échelle de rapports », disposés selon le cycle des Cinq Éléments. (Ils seront d'un emploi aisé par la règle du cycle *Cheng* ou du cycle *Ko* dans la correction de la plupart des déséquilibres énergétiques dans l'un ou l'autre sens.)

Alignés entre les extrémités des doigts et le coude (segment terminal des méridiens *Yin,* segment d'origine des méridiens *Yang* du membre supérieur), entre les extrémités des orteils et le genou (segment terminal des méridiens *Yang,* segment d'origine des méridiens *Yin*), ils sont au nombre de cinq par méridien :

— le point *Tsing* : point des extrémités des mains et des pieds, premier ou dernier point des méridiens selon qu'il s'agit d'un méridien centrifuge ou centripète ; point de changement de polarité de l'énergie ;
— le point *Yong* : second ou avant-dernier ;
— le point *Yu* : troisième compté à partir du début ou de la fin du méridien, excepté pour le méridien de vésicule biliaire, où il est le quatrième ;
— le point *King* : situé juste au-dessus des poignets et des chevilles ;
— le point *Ho* : situé au niveau des coudes et des genoux, à partir duquel l'énergie est stabilisée.

Leur rapport avec les éléments varie selon la nature des méridiens ; en effet, le flux énergétique aborde aux premières heures du jour (de même que l'énergie saisonnière naissante aborde le printemps) comme méridien *Yin* le méridien du foie (1 heure), correspondance : bois, printemps, comme méridien *Yang* (5 heures) le méridien du gros intestin, correspondance : métal, automne ; ils ont donc pour correspondances :

— le point *Tsing* : pour les méridiens *Yin* : bois et printemps ; pour les méridiens *Yang* : métal et automne ;

— le point *Yong* : pour les méridiens *Yin* : feu et été, pour les méridiens *Yang* : eau et hiver ;
— le point *Yu* : pour les méridiens *Yin* : terre et canicule ; pour les méridiens *Yang* : bois et printemps ;
— le point *King* : pour les méridiens *Yin* : métal et automne ; pour les méridiens *Yang* : feu et été ;
— le point *Ho* : pour les méridiens *Yin* : eau et hiver ; pour les méridiens *Yang* : terre et canicule.

Du cycle de ces points capitaux, certains auteurs, du fait qu'un méridien reçoit l'énergie de celui qui le précède et la transmet à celui qui le suit, ont déduit la qualification de points souvent utilisés en Occident :

— le point dit *« de tonification »* : point sur un méridien donné de l'élément correspondant à son méridien « mère » qui est censé « le nourrir » ;
— le point dit *« de dispersion »* : point sur ce méridien « fils » qui est censé se nourrir de lui.

Par exemple pour le méridien Cœur : son méridien « mère » dans le cycle *Cheng* des éléments étant le méridien du foie = élément bois = point *Tsing,* son point de tonification sera son point *Tsing* = neuvième point ; son méridien « fils » étant le méridien de la rate et pancréas = élément terre = point *Yu,* son point de dispersion sera son point *Yu* = septième point.

Mais, en fait, l'usage de ces points ne consiste qu'en une acception partielle de la règle des Cinq Éléments que certains acupuncteurs débutants utilisent ainsi sans le savoir.

2) *Les points « Yunn »* ou *points « source »* qui ont pour caractère essentiel une action directe sur l'organe ou la fonction même auxquels est lié le méridien. Ces points coïncident avec les points *Yu* ou points terre en ce qui concerne les méridiens *Yin,* ils

Tableau des points antiques

	Méridiens « Yin »				
	Tsing *Bois*	*Yong* *Feu*	*Yu* *Terre*	*King* *Métal*	*Ho* *Eau*
Poumon	P 11	P 10	P 9	P 8	P 5
Rate, pancréas	RP 1	RP 2	RP 3	RP 5	RP 9
Cœur	C 9	C 8	C 7	C 4	C 3
Rein	R 1	R 2	R 3	R 7	R 10
Maître du cœur, sexualité	MCS 9	MCS 8	MCS 7	MCS 5	MCS 3
Foie	F 1	F 2	F 3	F 4	F 8

	Méridiens « Yang »				
	Tsing *Métal* *Automne*	*Yong* *Eau* *Hiver*	*Yu* *Bois* *Printemps*	*King* *Feu* *Été*	*Ho* *Terre* *Intermé-diaire*
Gros intestin	GI 1	GI 2	GI 3	GI 5	GI 11
Estomac	E 45	E 44	E 43	E 41	E 36
Intestin grêle	Ig 1	Ig 2	Ig 3	Ig 5	Ig 8
Vessie	V 67	V 66	V 65	V 60	V 54
Triple réchauffeur	TR 1	TR 2	TR 3	TR 6	TR 10
Vésicule biliaire	VB 44	VB 43	VB 41	VB 38	VB 34

répondent au point consécutif au point *Yu* pour les méridiens *Yang*. Spécialement indiqués en présence de symptômes organiques, ils renforcent en outre l'action des points précédemment décrits.

3) *Les points « Lo »* ou *points de « passage »,* points de départ des vaisseaux *Lo* dont le rôle est d'établir l'équilibre entre deux méridiens d'organes couplés dont l'un serait en excès. Ils sont situés soit entre les points *Yu* et *King,* soit entre les points *King* et *Ho.*

4) *Les points « Penn »* ou *points « horaires »* qui correspondent au point de l'élément auquel est lié

l'organe dans le tableau des correspondances et dont on obtiendra les meilleurs résultats si on les pique à l'heure de l'influx énergétique maximum du méridien.

b) En dehors du trajet des méridiens :

1) *Les points « Mo »* ou *points « héraut »* qui, situés sur le thorax ou l'abdomen, sont des points de condensation énergétique d'un organe qui leur est sous-jacent et deviennent sensibles en cas d'atteinte de celui-ci, points donc très précieux pour le diagnostic et la thérapeutique. Ce sont (fig. 9, p. 38) :

VC	3 :	point *Mo* de :	vessie.
VC	4 :	point *Mo* de :	intestin grêle.
E	25 :	point *Mo* de :	gros intestin.
VC	12 :	point *Mo* de :	estomac.
VC	14 :	point *Mo* de :	cœur.
F	13 :	point *Mo* de :	rate (à gauche), pancréas (à droite).
F	14 :	point *Mo* de :	foie.
VB	24 :	point *Mo* de :	vésicule biliaire.
VB	25 :	point *Mo* de :	rein.
P	1 :	point *Mo* de :	poumon.

2) *Les points « Yu » du dos* ou *points « assentiment »* qui, échelonnés parallèlement à la chaîne des ganglions sympathiques paravertébraux, sur la branche interne du méridien de la vessie, sont des points d'action directe sur les différentes fonctions organiques et sur les fonctions psychomentales des méridiens correspondants. Très intéressants surtout du point de vue thérapeutique, ce sont (fig. 8, p. 36-37) :

V 13 : point *Yu* de : poumon.
V 14 : point *Yu* de : maître du cœur.
V 15 : point *Yu* de : cœur.
V 18 : point *Yu* de : foie.
V 19 : point *Yu* de : vésicule biliaire.
V 20 : point *Yu* de : rate et pancréas.
V 21 : point *Yu* de : estomac.

V 22 : point *Yu* de : triple réchauffeur.
V 23 : point *Yu* de : rein.
V 25 : point *Yu* de : gros intestin.
V 27 : point *Yu* de : intestin grêle.
V 28 : point *Yu* de : vessie.

B) *Par des points qui appartiennent à certains méridiens seulement* et qui possèdent une action particulière ; ce sont :

1) *Les points « Lo » généraux* qui agissent sur l'équilibre général *Yin-Yang* et qui, s'ils sont indiqués, seront toujours piqués en début de séance de traite-

Tableau complémentaire des points communs

	Tonification	*Dispersion*	*Source Yunn*	*Passage Lo*	*Horaire Penn*	*Héraut Mo*	*Assentiment Yu*
			Méridiens « Yin »				
Poumon	P 9	P 5	P 9	P 7	P 8	P 1	V 13
Rate, pancréas	RP 2	RP 5	RP 3	RP 4	RP 3	F 13	V 20
Cœur	C 9	C 7	C 7	C 5	C 8	VC 14	V 15
Rein	R 7	R 1 et 2	R 3	R 4	R 10	VB 25	V 23
Maître du cœur, sexualité	MCS 9	MCS 7	MCS 7	MCS 6	MCS 8	MCS 1 R 11	V 14
Foie	F 8	F 2	F 3	F 5	F 1	F 14	V18
			Méridiens « Yang »				
Gros intestin	GI 11	GI 2	GI 4	GI 6	GI 1	E 25	V 25
Estomac	E 41	E 45	E 42	E 40	E 36	VC 12	V 21
Intestin grêle	Ig 3	Ig 8	Ig 4	Ig 7	Ig 5	VC 4	V 27
Vessie	V 67	V 65	V 64	V 58	V 66	VC 3	V 28
Triple réchauffeur	TR 3	TR 10	TR 4	TR 5	TR 6	VC 5	V 22
Vésicule biliaire	VB 43	VB 38	VB 40	VB 37	VB 41	VB 23 et 24	V 19

ment ; points *Yin* : MC 6, P 7, VC 1 ; points *Yang* : TR 5, Vg 1.

2) *Les points « Lo » de groupe* qui équilibrent à chacun des membres l'énergie des trois méridiens *Yin* et des trois méridiens *Yang* correspondants ; points *Yin* : MC 5, RP 6 ; points *Yang* : TR 8, VB 39.

3) *Les points « centre réunion généraux »* qui ont une action très globale sur l'énergie : trois points « Réunion du *Yang* » GI 4, Vg 13 et 19 ; un point « Réunion du *Yang* et du *Yin* » : V 17 ; cinq points « Réunion de l'énergie générale » : E 36, F 13, VC 12, 15 et 17.

4) *Les points « clé » qui relient les méridiens curieux aux méridiens principaux dont ils dépendent, par qui l'énergie* en excès qui circule dans les premiers retourne dans la grande circulation *Yong* : nous les avons indiqués en étudiant les méridiens curieux pour les méridiens *Yin* : RP 4, MC 6, P 7, R 6 ; pour les méridiens *Yang* : TR 5, VB 41, Ig 3, V 62.

2. **L'action symptomatique des points,** complémentaire de l'action énergétique, est assurée par :

a) Les points spécialisés qui ont une action puissante sur un ensemble de tissus, une fonction, une région du corps : des muscles, des articulations, des artères et des veines, des os, du sang ; points régissant la tête et le cou, la face, le ventre, la région dorsolombaire et qui se comportent comme s'ils catalysaient l'effet de la rééquilibration énergétique au niveau du compartiment qu'ils commandent.

Ils intéressent certaines *affections* :
affections

— des artères : points : MCS 9 – MCS 6 – P 9.
— des articulations points : RP 5 – TR 5 – VB 38.
— du cœur : points V 17 – MCS 7.

— de l'estomac : points : E 36 – VC 12.
— des fonctions génitales : points : RP 6- – E 30 – VB 26 – VC 4.
— de l'intestin : points : E 30 – E 25.
— des muscles : point : VB 34.
— des nerfs : point V 60.
— de la nutrition point : E 30.
— des os : points V 11 – VB 34.
— de la peau : points : V 54 – GI 11.
— du poumon : points : V 13 – VC 17.
— du sang : points : V 17 – V 38.
— du sympathique : points : V 10 – R 2 – VB 20.
— du vague (pneumogastrique) : points : V 10- – VC 12.
— des veines : points : V 31 – VB 38 – RP 5.

Certaines *localisations* :

localisations

— cervicales : points : IG 3, P 7.
— dentaires : points : GI 12, GI 3, GI 4, E 2.
— dorsales : point : V 54.
— lombaires : point : V 54.
— au membre inférieur : point V 62.
— au membre supérieur : points : GI 4, GI 11.

b) Les points de symptômes, liés à telle maladie, tel syndrome, tel symptôme, auxquels leur action thérapeutique habituelle a permis de les rattacher. Leur nomenclature dépasse le cadre de ce travail, mais on les trouve nommés en de nombreux répertoires. Il convient d'y ajouter les points dits *hors méridiens* qui se trouvent, en effet, en dehors des trajets classiquement décrits, mais dont certains semblent pouvoir être rattachés à des méridiens proches, d'autres pouvant constituer des méridiens appartenant à des fonctions inconnues des premiers observateurs.

Chapitre III

L'EXAMEN DU MALADE ET LE DIAGNOSTIC

Comment le médecin acupuncteur, connaissant toutes ces données, s'y prend-il pour faire un diagnostic et mettre au point un traitement ?

I. — L'examen clinique

Tout d'abord, comme dans toute médecine, les différentes phases de l'exploration clinique chinoise se résument en quatre mots : *Wang* (examiner), *Ting* (écouter), *Wen* (interroger), *Tsie* (palper) – palper les zones correspondant à l'examen occidental, palper les trajets des méridiens et les points *Mo,* palper les pouls.

Ensuite, l'étude plus spécifique du *Yin* et du *Yang,* de l'intérieur et de l'extérieur, du froid et de la chaleur, du vide et de la plénitude, aidera à répondre à la question qui se pose de trouver les points intéressants à utiliser, la clé du système qui permettra d'établir une thérapeutique valable.

1. **Le « Yin » et le « Yang »** sont continuellement considérés en médecine chinoise et nous savons qu'ils sont complémentaires et relatifs. La relativité de ces deux principes en est donc la notion essentielle et ils sont d'autant plus importants qu'ils englobent les

autres principes puisque la surface, la chaleur et la plénitude sont classées dans le *Yang,* l'intérieur, le froid et le vide dans le *Yin.* Leur équilibre est la bonne santé et tout déséquilibre, c'est-à-dire la prédominance de l'un ou l'autre terme entraînant la déficience de l'autre, est la marque de la maladie.

Les modifications du *Yin* et du *Yang* peuvent être d'ordre général ou intéresser seulement un système organique ou fonctionnel.

a) Pour les premières déjà l'aspect du malade est particulièrement évocateur : celui qui a un teint coloré, qui est agité, bavard, extraverti, qui a chaud et cherche la fraîcheur, qui a tendance aux insomnies, aux contractures, aux spasmes, est un malade *Yang* ; son opposé qui est pâle, fatigable, voûté, frileux, qui déteste la compagnie et le bruit, parle peu, a tendance à l'apathie et la somnolence, qui « dans son lit se tourne du côté du mur » est un malade *Yin.*

b) Les secondes se traduisent par un déséquilibre qualitatif d'un ou plusieurs organes en état d'excès ou d'insuffisance. Les symptômes d'hyperactivité ou de spasmodicité du système intéressé : digestif, respiratoire, nerveux, cardio-vasculaire, génital ou urinaire, évoquent leur état *Yang,* et, au contraire, les symptômes d'hypofonctionnement ou d'atonie traduisent leur état *Yin.*

2. **La distinction entre intérieur et extérieur** nous renseigne non seulement sur la localisation de la maladie, mais sur son traitement et son évolution : tout ce qui est extérieur est de bon pronostic ; tout ce qui évolue vers la profondeur s'aggrave.

3. **Le froid et la chaleur** liés aussi à la grande loi fondamentale consistent soit en la crainte du froid ou

de la chaleur, soit en la sensation de froid ou de chaleur sur le corps. *Rubor, calor* sont *Yang* ; *pâleur, froid* sont *Yin*.

4. **Le vide et la plénitude** enfin sont deux principes fondamentaux pour le diagnostic et le traitement. Les malades qui présentent un excès d'énergie, une évolution aiguë, un état de rétention ou de stagnation, une allergie, un état convulsif, sont considérés comme en état de plénitude.

Les malades chroniques avec affaiblissement de l'énergie, avec dégénérescence et atrophie, impotence et paralysie, sont considérés en état de vide.

Ces deux principes font appel aux notions d'énergie essentielle de l'homme et d'énergie perverse venue de l'extérieur. En effet, si l'énergie perverse est en plénitude, celle-ci ne peut « entrer » que si l'énergie essentielle du corps est en insuffisance (en vide). En pathologie chinoise c'est toujours par diminution de l'énergie de défense que se produit la maladie.

II. — L'étude des pouls

Après avoir pratiqué un interrogatoire précis et examiné son malade, le premier geste du médecin acupuncteur est l'examen des pouls.

La pulsologie chinoise est un art d'une extrême complexité : en principe, on devrait étudier les pouls le matin à jeun alors que l'équilibre énergétique n'est pas encore perturbé par les contingences quotidiennes ; malheureusement, nous rencontrons rarement ces conditions idéales, et il faudra tenir compte des éléments circonstanciels, ainsi d'ailleurs que de l'horaire de l'influx énergétique.

Les Chinois ont connu des millénaires avant nous le caractère circulatoire du sang, et ils découvrirent les pouls en même temps que les vaisseaux sanguins. En palpant le corps, ils remarquèrent neuf zones où il est possible de sentir les battements artériels : trois pouls à la tête, trois pouls aux bras, trois pouls aux jambes.

Les premiers phénomènes constatés furent que les pouls varient avec les saisons et en reproduisent les dynamismes. Les pouls du poignet radial (côtés gauche et droit), partie la plus accessible, furent choisis comme moyen princeps d'étude pour des raisons pratiques, mais aussi parce que trois doigts appuyés sur l'artère radiale représentent la trilogie : le Ciel, l'Homme et la Terre. Toutefois, ce fut seulement 300 ans avant J.-C. que furent établies les relations du pouls radial avec les Cinq Éléments, après de nombreuses discussions, et l'aspect de la pulsologie est le même depuis cette date.

— Anatomiquement, il existe un décalage entre les pouls droit et gauche, dû à une dissymétrie vasculaire que crée le tronc commun brachiocéphalique. Ceci, les Chinois, observateurs précis, en avaient fait la remarque. Tout ce qui est en avance est *Yang* ; tout ce qui est en retard est *Yin.* Le pouls de gauche est donc *Yang* et le pouls de droite est *Yin.*

— Dautre part, chaque gouttière radiale est divisée en trois niveaux : le pouce, entre la styloïde radiale et le pli du poignet ; la barrière, au niveau de l'apophyse styloïde, et le pied, au-dessus de la styloïde ; eux-mêmes sont divisés en partie superficielle et partie profonde. Il y a donc trois niveaux et six pouls de chaque côté, soit douze pouls radiaux, et chacun des six emplacements correspond à l'un des Cinq Éléments, l'élément feu étant représenté en deux visages : le *feu prince Yang,* et le *feu ministre Yin.* Ceci donne donc :

À la gouttière radiale gauche :

— au pouce : élément feu prince, en superficie : intestin grêle, en profondeur : cœur ;

— à la barrière : élément bois, en superficie : vésicule biliaire, en profondeur : foie ;
— au pied : élément eau, en superficie : vessie, en profondeur : rein.

À la gouttière radiale droite :

— au pouce : élément métal, en superficie : gros intestin, en profondeur : poumon ;
— à la barrière : élément terre, en superficie : estomac, en profondeur : rate et pancréas ;
— au pied : élément feu ministre, en superficie : triple réchauffeur, en profondeur : maître du cœur, sexualité.

Tous les pouls superficiels correspondent aux fonctions organiques *Yang* ; tous les pouls profonds aux fonctions organiques *Yin* ; et l'on constate : 1 / que le cycle, en suivant l'ordre des pouls dans le sens du courant artériel, se superpose au cycle *Cheng* (fig. 5, p. 25), et à la même règle de la Mère et du Fils, la progression énergétique de l'eau vers le feu dans sa moitié gauche pouvant en effet être considérée comme *Yang,* alors que la régression du feu vers la terre et le métal à droite est *Yin* ; 2 / que si l'on considère le rapport entre les méridiens dont les pouls battent au même endroit et au même niveau sur chaque poignet, ce rapport est le même que celui que représente le pentagone étoilé selon le cycle *Ko* des Cinq Éléments (c'est la règle « époux, épouse », « poignet gauche : pouls le plus fort, poignet droit : pouls le plus faible ») ; 3 / enfin, que le rapport entre les méridiens dont les pouls battent superposés au même poignet dans le même segment répondent aux méridiens d'organes couplés qui sont réunis par leurs vaisseaux *Lo.*

De toutes ces considérations, ressort le grand intérêt de la pulsologie. Elle contribue dans une large

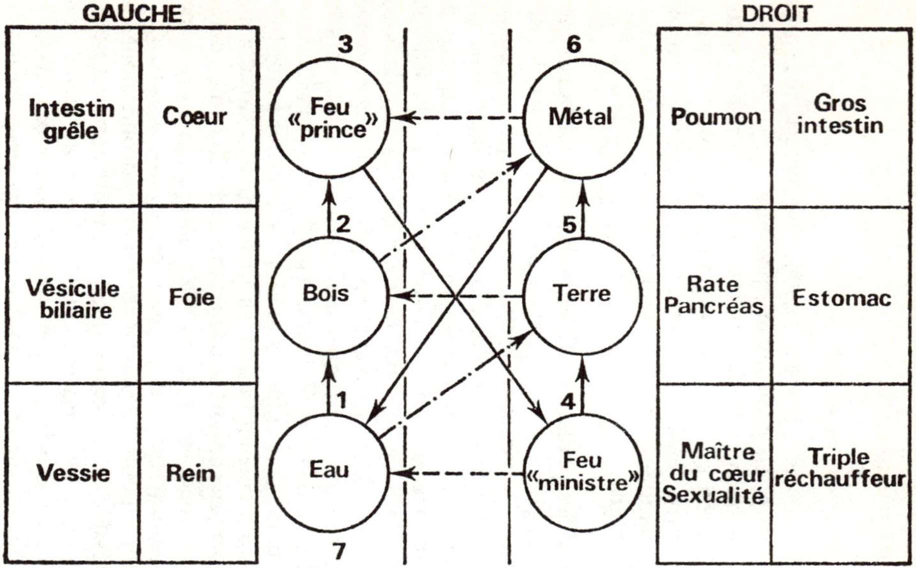

Fig. 14. — Schéma des pouls

mesure au diagnostic du déséquilibre énergétique, et permet de reconnaître les organes ou les fonctions dérythmés, responsables de maladies ou de syndromes.

Quatre cas se présentent :

Premier cas. — Les pouls sont extrêmement faibles, inexistants, ils battent en arrière de leur emplacement normal en direction de l'avant-bras. Nous sommes en présence d'un vide énergétique *Yin* et *Yang* total. Le cas relève plus de la pharmacopée que de l'acupuncture.

Deuxième cas. — Les pouls dans leur ensemble sont amples, durs, rapides, ils battent au-delà de leur emplacement en direction de la main. Il y a pléthore du *Yin* et du *Yang,* et il vaudra mieux aussi envisager d'abord une autre thérapeutique.

Troisième cas. — Nous sommes en présence d'un déséquilibre *Yin* et *Yang* susceptible d'engendrer une maladie *Yin* ou *Yang.* Dans ce cas, il nous faut rechercher si ce sont les pouls superficiels ou profonds qui dominent en nous rappelant que les pouls superficiels sont *Yang* et que les pouls profonds sont *Yin.*

Quatrième cas. — Le déséquilibre général *Yin* et *Yang* est accompagné comme il est fréquent de déséquilibres locaux. Les pouls nous indiqueraient s'il s'agit d'un dérèglement isolé d'un ou plusieurs méridiens par rapport aux autres, ou encore par rapport à leur méridien couplé.

D'autre part, réalisant l'idéal du médecin chinois, la pulsologie nous donne la possibilité de dépister les petits signes avant-coureurs d'un état pathologique qui ne s'exprime pas encore et de pratiquer une thérapeutique préventive.

Mais cette fructueuse méthode n'est pas un examen facile, et il faut un long et patient entraînement pour arriver à saisir les renseignements qu'apporte l'analyse de ses trois temps :

— le *Tchin* qui correspond à la perception observée lorsque les doigts, après avoir interrompu l'onde sanguine, reçoivent l'impulsion vasculaire au moment où l'on réduit la pression ;
— le *Chu* qui est la perception transmise par les trois doigts écrasant légèrement l'artère ;
— le *Fu,* pouls à peine perceptible ressenti lorsque les doigts, ayant perçu le pouls *Chu,* diminuent encore la pression.

Les Japonais ont beaucoup étudié cette question et leurs travaux y ont apporté une importante contribution : publication de tables en fonction de l'amplitude du rythme, de la dureté et de la finesse des pouls, qui permettent de déterminer les méridiens à traiter ; construction d'appareils de mesure (électro-oscillo-pulsimètre de Rokuro-Fujita à la suite des recherches de Morita au Japon et Allendy et Maury en France).

III. — **La pathologie énergétique**

Les organes et les entrailles sont en interrelations énergétiques suivant la loi des Cinq Éléments ; ce sont, nous le savons, ces rapports dynamiques et discontinus qui assurent l'équilibre du corps humain. S'il se produit un trouble, un déséquilibre, une fonction devenant prépondérante, « en plénitude », la fonction couplée est « en vide » ; puisque l'énergie est une, ce qui est en trop d'un côté est forcément en moins de l'autre côté. Cet état de choses peut se produire soit par pénétration de l'énergie extérieure cosmique, soit par une perturbation de l'énergie essentielle du corps, ce qui nous permet d'envisager la pathologie énergétique chinoise sous deux aspects, deux grands chapitres, considérant l'étiologie des maladies : les maladies saisonnières, les maladies d'origine interne.

1. **Les maladies saisonnières,** ou extérieures, de caractère *Yang,* sont causées par les énergies perverses cosmiques qui ont pénétré dans l'organisme.

Les énergies perverses ne peuvent attaquer l'homme que si son énergie vitale essentielle est en déficience. Les maladies saisonnières sont classées suivant la nature de l'énergie perverse cosmique qui leur a donné naissance. On distingue les maladies du vent, de la chaleur, de l'humidité et du froid. Si cette énergie perverse se localise à la surface dans les méridiens tendino-musculaires, elles sont relativement bénignes, plus faciles à traiter, mais si elle pénètre dans l' « organe », y provoquant une plénitude d'énergie perverse, elle donne un ensemble de symptômes plus graves et plus rebelles à la thérapeutique.

2. **Les maladies d'origine interne,** de caractère *Yin,* sont d'origine alimentaire ou psychique et créent un déséquilibre énergétique entre les organes et les entrailles. Elles évoluent suivant la loi de la Mère et du Fils, de destruction, d'empiétement et de mépris sur le cycle des Cinq Éléments.

a) Les maladies d'origine alimentaire, dont il faut excepter les indigestions et intoxications qui sont des infections aiguës et d'origine perverse, entrent dans le domaine de la saveur. Nous savons que, d'après le tableau des correspondances dans le cycle des Cinq Éléments, chaque élément correspond à une saveur donnée. On dit que c'est la rate couplée à l'estomac qui répartit l'énergie pure des « saveurs ». Une alimentation déséquilibrée provoque une plénitude de l'organe considéré. Le malade déteste la saveur qu'il a en trop, par exemple le malade qui déteste le sucre a une plénitude de rate.

b) Les maladies d'origine psychique se répartissent aussi dans le cycle des Cinq Éléments :

Éléments	*Concordances*
Bois (foie)	Colère
Feu (cœur)	Joie
Terre (rate)	Réflexion, soucis
Métal (poumons)	Tristesse
Eau (rein)	Volonté

Comme pour les saveurs, l'excès est nuisible (« la colère nuit au foie »), mais il provoque non plus une plénitude mais une insuffisance qui sera un vide de l'énergie *Yin* de l'organe, produisant un blocage, une obstruction et des phénomènes de libération de *Yang*.

IV. — **La pathologie des organes et des entrailles**

Chaque couple organe-entraille présente une pathologie particulière qui comporte :

a) Une symptomatologie viscérale qu'il est superflu de décrire ici, puisque c'est celle que connaissent les Occidentaux, mais que l'on étudiera, outre notre manière classique, suivant le vide et la plénitude et qui évoluera selon les lois des Cinq Éléments.

b) Une symptomatologie de trajets qui est celle, plus étendue, des méridiens principaux et secondaires et de leur couplage :

1) *Le poumon* outre sa fonction respiratoire est « le maître absolu de l'énergie de l'homme », il commande l'asthénie et la fatigue.

Par ailleurs, le couple formé par ce méridien avec celui de : *gros intestin,* méridien d'épuration, est en relation, d'une part, avec l'épiderme et tout ce qui touche les qualités de la peau et des phanères ; d'autre part, avec la voix, l'odorat, tout le massif facial antérieur, et joue un grand rôle dans les laryngites, les angines, les amygdalites, l'anosmie, les rhinites, les pharyngites, les sinusites, les céphalées ; d'autre part encore, avec le cou, les bras, les épaules, leurs douleurs névralgiques et articulaires, les contractures en général ; enfin, sur le plan psychique, il touche la mémoire, l'émotivité, la mauvaise humeur, les préoccupations, les états dépressifs.

2) *Le rein* représente à la fois pour les Chinois, d'une part, l'organe de filtration, et, avec son entraille couplée : la *vessie,* de l'évacuation des produits de désassimilation qu'il partage avec le gros intestin, c'est le « rein *Yin* » qui possède aussi une action sur tous les liquides de l'organisme ; d'autre part, l'organe de conservation de l'énergie ancestrale « rein *Yang* » qui en fait répond à la cortico-surrénale et à l'appareil génital dont les premiers observateurs avaient reconnu la fonction mais n'avaient pas individualisé l'anatomo-pathologie.

Outre cette pathologie viscérale spéciale, avec son méridien couplé d'entraille – le méridien de vessie –, il est en relation avec le système osseux, avec tout ce qui est douleur, depuis les céphalées aussi bien frontales qu'occipitales, avec ou sans vertiges, les douleurs oculaires, les douleurs cervicales, dorsales, lombo-sacrées, jusqu'à celles des membres inférieurs, orteils compris ; avec toutes les raideurs, contractures et crampes ; avec les parésies des membres ; avec les modifications tensionnelles hyper ou hypo et les douleurs précordiales, les palpitations ; avec les hémorragies ; avec le diabète ; avec les troubles cutanés ; avec les affections de l'appareil génital féminin ou masculin. Enfin, sur le plan psycho-intellectuel, le couple rein-vessie agit sur l'indécision, l'inquiétude, le désir d'isolement, l'irritabilité, la force morale (action de la cortico-surrénale).

3) *Le foie* a la propriété de « conserver le sang » et de maintenir sa composition constante, et ceci résume toutes ses fonctions : biliaire, glycogénique, uréique, antitoxique. Avec le méridien de son entraille couplée évacuatrice de la bile, *vésicule biliaire,* il est en relation avec tout ce qui est contracture musculaire, tendinites, crampes, spasmes artériels ; avec les bourdonnements d'oreilles et les vertiges ; avec l'acuité visuelle ; avec les mauvaises odeurs du corps. Son activité, psycho-intellectuelle régit l'hypochondrie, la mélancolie, la tendance à la colère, la manie de la persécution.

4) *La rate et pancréas :* en fonction rate, par la branche gauche du méridien, est « le méridien du sang », avec action sur l'hématopoïèse, les syndromes hémorragiques, la régulation du flux menstruel ; en fonction pancréatique, par sa branche droite, dont l'action endocrinienne de la glande joue un rôle important dans la pathologie de la digestion. Avec son méridien couplé d'entraille, le méridien de l'*estomac* qui a fonction de digestion physique et psychique, car « il fait digérer les soucis », il supprime l'anxiété déclenchée par les circonstances extérieures psychologiquement traumatisantes ; il touche en outre les céphalées avec lourdeur de tête, les scotomes scintillants ou douleurs oculaires, les vertiges, les conjonctivites, les rhinites et angines, les dyspnées, les douleurs constrictives thoraciques, les palpitations, les modifications tensionnelles, l'inappétence avec aérogastrie, aérocolie et constipation, les névralgies des membres inférieurs ; certaines affections cutanées.

Sur le plan psycho-intellectuel ses points d'impact sont la fatigue cérébrale, les chagrins, les obsessions, les cauchemars, les difficultés de caractère des enfants ; il aurait selon Niboyet une action sur l'intelligence.

5) *Le cœur :* Maître de tous les organes comme le poumon est le maître de l'énergie, ne peut être atteint par l'énergie perverse car, disent les Chinois, « le palais royal est défendu par deux rangées de murailles ». Il ne comporte pas pour les Chinois une autre conception physiologique que la nôtre ; pas plus d'ailleurs que son entraille couplée : l'*intestin grêle.* Le couple de ces méridiens touche en outre : les céphalées frontales, l'obstruction nasale, les conjonctivites, la surdité, les bourdonnements d'oreilles, les coryzas, les amygdalites, les bronchites et la grippe ; les gastralgies chroniques ; les indigestions sévères ; la constipation ; les torticolis, contractures et douleurs de la nuque, du membre supérieur et de la région dorso-lombaire ; le tremblement des extrémités ; mais c'est essentiellement sur le plan psychique qu'il a sa meilleure activité parallèle : il régit l'émotivité, la timidité, la crainte de l'avenir, le trac des artistes et des candidats aux examens, la torpeur intellectuelle ; il donne du tonus et du courage.

6) *Le maître du cœur, sexualité,* dans lequel les Occidentaux reconnaissent le système sympathique, garde pour les Chinois sa fonction essentielle de tenir sous sa dépendance la motricité des artères et des veines – on dit qu'il « protège le cœur » – et, par l'intermédiaire de son rôle dans la vasoconstriction et la vasodilatation, il est en relation avec la sexualité. Couplé au *triple réchauffeur* qui représente le système pneumogastrique et joue un rôle de protection en *trois foyers,* foyer supérieur : respiratoire et vascu-

laire, foyer moyen : digestif, foyer inférieur : génito-urinaire, répondant aux importants plexus nerveux thoraco-abdominaux il touche, outre les fonctions vasculaire et sexuelle que nous connaissons, la thermo-régulation, la frilosité, l'aggravation des maladies par l'humidité, l'insomnie, les états dépressifs sévères, la surdité, les torticolis, les douleurs du bras, du poignet, des doigts, les parésies des membres, et sur le plan psychique toute la face profonde de l'affection, de l'amitié et de l'amour.

Le diagnostic chinois, tel que nous venons de le voir, ne doit évidemment pas se passer des moyens modernes d'y parvenir : radiographies et examens de laboratoires, et parfois même faire intervenir certaines techniques d'avant-garde : la thermographie, la bioélectronique qui, par l'établissement du bioélectronigramme, recherche trois facteurs :

— le pH : facteur d'ionisation (magnétique) ;
— le Rh^2 : facteur d'électronisation (électrique) ;
— le Ro : facteur de résistivité.

Ayant ainsi étudié son malade, dans la ligne de l'exploration complète à l'occidentale, dans la ligne énergétique, dans la ligne de recherche des méridiens intéressés, le médecin acupuncteur va trouver comment s'est installée la maladie, et à quel stade évolutif elle est parvenue, et pourra ne pas se contenter comme *le petit ouvrier* (textes anciens) de poser une aiguille sur une zone douloureuse, mais, faisant intervenir les notions que nous avons indiquées, pratiquer *la grande acupuncture*.

Chapitre IV

LA THÉRAPEUTIQUE

Une fois son diagnostic établi, le médecin acupuncteur se trouve en présence de deux cas différents.

1. **Cas de désordres énergétiques purs, ne s'accompagnant pas d'affection caractérisée.**

a) Il s'agit d'un déséquilibre général entre le « Yin » et le « Yang ». — Il faut alors tonifier le terme bas (il y aura d'ailleurs déjà parallèlement dispersion du terme en excès), par les points d'action directe sur le *Yin* et le *Yang* bilatéralement :

— excès général de *Yang* ou insuffisance de *Yin* : tonifier les points *Lo* généraux de *Yin* : MCS 6 et P 7. Ce n'est que secondairement qu'on pourra être amené à disperser le point *Lo* général de *Yang* : TR 5, et les points centre-réunion généraux du *Yang* : vaisseau gouverneur 19-13 et GI 4 ;

— excès général de *Yin* ou insuffisance de *Yang* tonifier le point *Lo* général de *Yang* : TR 5, et les points centre-réumion généraux du *Yang* : Vg 19-13, GI 4 ; secondairement si nécessaire disperser le point *Lo* général de *Yin* : MCS 6.

b) Il s'agit d'un déséquilibre dans une partie du corps, c'est soit le *Yang,* soit le *Yin,* qui domine, qu'il s'agisse de l'excès de l'un ou l'autre terme, ou de l'insuffisance de l'autre, et l'on aura intérêt à pratiquer le « traitement à l'opposé ».

— Partie supérieure :

— dominance de *Yang* : tonifier le *Yin* « en haut » par MCS 6 et P 7 comme précédemment, puis tonifier le *Yang* « en bas » par le point *Lo* de groupe *Yang* de jambe : VB 39 ;
— dominance de *Yin* : tonifier le *Yang* « en haut » par le point *Lo* de groupe *Yang* de bras TR 8, et les points maîtres *Yang* du bras TR 5 et Ig 3 ; puis tonifier le *Yin* « en bas » par le point *Lo* de groupe *Yin* de jambe : RP 6.

— Partie inférieure :

— dominance de *Yang* : tonifier le *Yin* « en bas »par le point *Lo* de groupe *Yin* de jambe RP 6, puis tonifier le *Yang* « en haut » par le point *Lo Yang* de bras : TR 8 ;
— dominance de *Yin* : tonifier le *Yang* « en bas » par le point *Lo* de groupe *Yang* de jambe VB 39, puis tonifier le *Yin* « en haut » par le point *Lo* de groupe *Yin* de bras : MCS 5.

— Partie droite du corps :

— dominance de *Yang* : tonifier le *Yang* à gauche par les points *Lo Yang* de groupe TR 8 et VB 39, et si nécessaire tonifier le *Yin* à droite par les points *Lo Yin* de groupe MCS 5 et RP 6 ;
— dominance de *Yin* : tonifier le *Yin* à gauche par les points *Lo Yin* de groupe MCS 5 et RP 6, et si nécessaire tonifier le *Yang* à droite par les points *Lo Yang* de groupe TR 8 et VB 39.

— Partie gauche du corps :

— dominance de *Yang* : tonifier le *Yang* à droite par les points *Lo Yang* de groupe TR 8 et VB 39, et si nécessaire tonifier le *Yin* à gauche par les points *Lo Yin* de groupe MCS 5 et RP 6 ;

— dominance de *Yin* : tonifier le *Yin* à droite par les points *Lo Yin* de groupe MCS 5 et RP 6, et si nécessaire tonifier le *Yang* à gauche par les points *Lo Yang* de groupe TR 8 et VB 39.

c) Il s'agit d'un déséquilibre plus focalisé : soit d'un ou plusieurs systèmes organe-méridien ou fonction-méridien par rapport à un ou plusieurs autres, soit entre deux méridiens couplés, soit entre branches d'un même méridien. Ayant fait le bilan des systèmes touchés, c'est par le jeu des points de commande *su*-antiques, des points *Lo* et du jeu des méridiens distincts et des règles des Cinq Éléments appliquées dans le cycle *Cheng* et dans le cycle *Ko,* et l'appui éventuel des autres points énergétiques dont nous avons donné les attributions, que l'on aura rééquilibré l'énergie, là encore en faisant prévaloir la tonification sur un système attaqué par une « énergie perverse » ou « mis en péril » par un autre ensemble fonctionnel plutôt que la dispersion.

2. **Cas d'affection caractérisée.**

— Tout d'abord, il sera bon chez un malade qui souffre de commencer par effacer le symptôme douleur, douleur locale ou douleur réflexe à distance, dont l'intensité et la localisation pourraient modifier certaines données du diagnostic.

— Ensuite, si l'on peut reconnaître la symptomatologie répondant à la pathologie de l'un des « vaisseaux extraordinaires », il faudra disperser bilatéralement son point clé.

— *Points clé « Yin » :*

P 7 : pour *Jenn-Mo,* le vaisseau conception, mer de tous les *Yin* ; pathologie : ralentissement des fonctions de thermogenèse (il porte plusieurs points « héraut » du triple réchauffeur), des fonctions respiratoire, nutritionnelle et sexuelle ;

R 6 : pour *Yin-Keo* ; pathologie : troubles du sommeil ; troubles atoniques rénaux, vésicaux, génitaux ;

RP 4 : pour *Tchong-Mo,* le vaisseau central ; pathologie. On pense qu'il tient sous sa dépendance l'axe endocrinien thalamo-hypophyso-ovarien ; en outre aérogastrie, aérocolie, ballonnement du ventre, atonie digestive ;

MCS 6 : pour *Yin Oé* ; pathologie : vomissements, diarrhée, dépression physique et mentale, troubles circulatoires, toute douleur au cœur.

— *Points clés « Yang »*

TR 5 : pour *Yang-Oé* ; pathologie : hémorragies de toutes origines, céphalées congestives, arthralgies, dermatoses ;

VB 41 : pour *Tae-Mo,* le vaisseau ceinture ; pathologie : dorso-lombalgies par sa topographie, cervicalgies, céphalées, certains troubles génitaux, altération de l'état général ;

Ig 3 : pour *Tou-Mo,* le vaisseau gouverneur, mer de tous les *Yang* ; pathologie : douleurs et contractures en général, mais surtout de l'épaule, de la nuque et du dos, diminution de l'énergie physique et morale ;

V 62 : pour *Yang-Keo* ; pathologie : hémiplégies par hémorragie cérébrale, lombalgies, contractures, suppurations, troubles du sommeil.

— Ensuite, on traitera les symptômes de la maladie par les points cutanés sensibles perçus sur les méridiens en cause, et par les « points spécialisés » et les « points de symptômes » dont les attributions bien précises, enseignées en Chine en de petits poèmes, ont permis d'établir les répertoires dont l'usage facilite, beaucoup pour les débutants la pratique de l'acupuncture[1] ; ces points étant piqués bilatéralement, sauf s'il s'agit de l'atteinte unilatérale d'un organe. On utilisera les points *Yu* du dos en cas d'affection chronique ou récidivante.

— Enfin, on vérifiera s'il persiste, après cette mise au point, un déséquilibre énergétique qui aura pu être le point de départ de la maladie et qu'il faudra régler pour obtenir un résultat durable.

3. **Les huit règles.** — Pour être classique et complet, il nous faut maintenant énoncer « les huit règles thérapeutiques » chinoises dans lesquelles s'incorpore l'acupuncture. Ce sont :

a) La sudorification, méthode qui consiste à faire transpirer le malade, c'est-à-dire à dilater les pores de la peau ; c'est un procédé qui s'attaque aux localisations « extérieures » de l' « énergie perverse froide », dans la peau et les muscles ; elle traite la fièvre, ramène l'énergie *Oé* à la surface ; le but recherché est d'attirer le *Yin* vers l'extérieur.

b) La vomification, technique d'urgence : « Si l'énergie perverse se trouve à la partie haute du corps,

1. Voir en particulier les ouvrages de Chamfrault, de La Fuye, Daniaud, Goux, Nguyen Van Nghi et Voisin.

il faut la faire jaillir. » Elle ne s'utilise qu'en cas d'entassement alimentaire dans l'estomac ; elle diminue l'énergie essentielle du corps.

c) La purgation, technique voisine ; c'est une thérapeutique longuement utilisée par tous les médecins de tous les temps.

d) La régularisation, qui doit être prise en un sens très large : elle peut être utilisée en fin de traitement pour balayer les derniers symptômes et équilibrer le malade. Son but est d'harmoniser l'intérieur et l'extérieur et le *Yin* et le *Yang,* le haut et le bas, la droite et la gauche.

e) Le réchauffement (calorification), qui s'adresse aux maladies dues au froid. Le malade est asthénique, glacé, inappétent, ballonné, avec des sensations de « coup de pompe » et de corps brisé. Il faut lui redonner de l'énergie *Yang* en traitant les organes qui en produisent : l'estomac et la rate, les réchauffeurs supérieur, moyen et inférieur, et, d'autre part en puncturant les points *su*-antiques sur les méridiens atteints qui correspondent à feu (cycle des Cinq Éléments).

f) La réfrigération, qui consiste, comme son nom l'indique, à lutter contre la fièvre et est utilisée dans toutes les maladies qui présentent des signes de chaleur. Elle consiste à utiliser les points *su*-antiques qui correspondent à l'eau et au froid.

g) La tonification, technique qui s'utilise dans tous les cas où on remarque un vide de l'énergie ou du *Yang.* Elle joue secondairement le rôle de disperser l' « énergie perverse » en tonifiant l'énergie essentielle du corps. On agit donc sur le *Yin* et sur le *Yang,* sur l'énergie ; on doit agir aussi sur les organes soit d'une façon directe, soit d'une façon indirecte par le procédé de la Mère et du Fils dans la loi des Cinq Éléments.

h) La dispersion : selon *So-Ouen,* disperser « c'est fendre ce qui est dur, disséminer ce qui est groupé » ; par ce procédé on traitera ce qui est accumulé. Le but est de faire circuler l'énergie. Elle s'adresse plus à des affections chroniques qu'à des affections aiguës, par exemple certains oedèmes, signe d' « entassement de l'humidité ». On pique les points de dispersion correspondant au méridien à traiter, mais si elle est utilisée à tort, elle peut devenir aggravante.

Nous n'avons pas à parler ici de l'énorme pharmacopée chinoise ; nous utilisons bien entendu la nôtre si nécessaire et avec un impact certainement excellent, si l'on se réfère à la profondeur de connaissance du malade qu'exige la mise au point du traitement par les aiguilles. En outre, il va de soi que nous ne modifions pas d'emblée une thérapeutique dûment établie (traitement antidiabétique, antidépresseur ou cortisonique, par exemple).

D'ailleurs, le *So-Ouen* conclut ainsi : « Connaissant le type et l'origine des maladies, traiter c'est guérir ; les méconnaître, c'est agir à tort et à travers. »

Chapitre V

LA TECHNIQUE

Le médecin-acupuncteur joue le rôle d'intermédiaire entre les énergies du Ciel, de la Terre et de l'Homme.

Il agit sur la peau qui est l'organe en contact avec l'un et l'autre. C'est avec les aiguilles qu'il fera varier l'énergie de l'homme en fonction de l'énergie de l'univers.

1. **Les aiguilles.** — C'est grâce, nous l'avons dit, à l'empereur Houang-Ti que furent utilisées les aiguilles. Le *Nei King* retrace le texte de son décret imposant le métal : « Je regrette, dit-il, que mon Peuple, arrêté par les maladies, ne s'acquitte plus des taxes, et des corvées qu'il me doit. Mon désir est qu'on ne lui donne plus de médicaments qui l'empoisonnent et qu'on ne se serve plus des antiques poinçons de pierre. Je désire qu'on utilise uniquement les mystérieuses aiguilles de métal avec lesquelles on dirige l'énergie. »

Les Chinois ne pouvaient se contenter d'un seul modèle d'aiguilles ; il était évident qu'on ne pouvait puncturer les points superficiels avec les mêmes instruments que pour les troubles répondant à un trouble d'organe où il faut aller chercher l'énergie *Yong* en profondeur. Ainsi naquirent les différentes sortes d'aiguilles ; d'après les anciens auteurs, il y

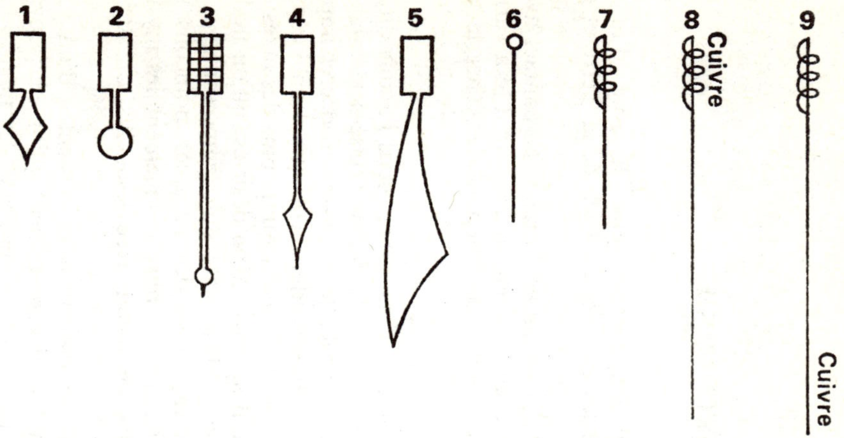

Fig. 15. — Les modèles d'aiguilles classiques

1. *Tchien-teaou-tchen* ou *Tsai-tchen :* aiguille en pointe de flèche ; 2. *Yuan-tchen :* aiguille terminée par une boule ; 3. *Tchen-tchiou-ta-tcheng :* aiguille à butée (pénétration limitée) ; 4. *Fong-tchen* ou *San-ling-tchen :* aiguille trocart à saignée ; 5. *Tchien-tchen :* aiguille bistouri (lancette) ; 6. *Yuan-li-tchen :* aiguille fine et courte ; 7. *Hao-tchen :* aiguille comme un pou ; 8. *Tchang-tchen :* aiguille bimétallique longue et fine ; 9. *Houo-tchen* ou *Ts'oueitchen :* aiguille de cuivre à chauffer.

aurait neuf sortes d'aiguilles décrites par *So Ouen* (chap. 54), *Nei King* (chap. 2 et 78).

Il existe actuellement toutes sortes d'aiguilles : des aiguilles rigides ou très souples de toutes les longueurs ; des aiguilles spéciales dites *sept étoiles* utilisées pour les enfants : sept fines têtes d'aiguilles incrustées dans un support et appelées poétiquement *fleurs de prunier* ; enfin, de très courtes aiguilles, sortes de punaises, qu'on laisse en place plusieurs jours sur un point électivement déterminé, fixées par un sparadrap.

Elles sont le plus souvent en acier ; en Europe on utilise beaucoup les métaux précieux : or, *Yang,* pour tonifier ; argent, *Yin,* pour disperser. On se sert même de tungstène.

Asepsie et utilisation des aiguilles : Si les textes anciens ne s'attardaient pas sur l'asepsie des aiguilles, celle-ci est devenue un des problèmes primordiaux de l'acupuncture. Jusqu'à ces cinq dernières années, la désinfection se faisait par la chaleur dans des autoclaves. Actuellement, pour éviter les maladies à virus, en particulier les hépatites et surtout le sida, 95 % des praticiens utilisent des aiguilles jetables. Les fabricants se sont bien adaptés et fournissent tous les types d'aiguilles sous forme jetable (aiguilles de 1, 2, 3, 4 jusqu'à 10 cm et de 2/10 à 4/10 de millimètre de diamètre). Elles sont présentées dans des blisters plastique contenant 2 ou 3 aiguilles ou en conditionnement sous film plastique à l'unité. Ceci permet, comme en chirurgie ou en médecine, où 90 % du matériel est maintenant jetable, d'éviter toute contamination. Les praticiens attachés aux aiguilles en métaux précieux utilisent des aiguilles personnalisées : chaque patient se procure ses aiguilles, qu'il conserve avec lui après désinfection. Dans certains services hospitaliers, les aiguilles sont encore nettoyées et passées à l'autoclave pour des raisons d'économie, mais cette pratique tend à disparaître au profit des aiguilles à usage unique. L'importance de la désinfection est essentielle pour les aiguilles en métaux précieux, et doit être signalée au patient. En ce qui concerne l'aiguille à usage unique, son existence était parfois ignorée des patients, qui craignaient alors les traitements par acupuncture. Les organisations professionnelles d'acupuncteurs ont dû informer le public de l'existence des aiguilles jetables, éliminant le danger de contamination.

Comment puncturer : L'apparition de l'aiguille jetable n'a pas modifié la façon de puncturer. Le patient doit être installé confortablement, détendu. En principe, on puncture toujours du *Yang* vers le *Yin,* du haut vers le bas, de la gauche vers la droite, d'arrière en avant et en faisant pénétrer l'aiguille plus ou moins profondément suivant l'affection. Pour la tonification, il faut de préférence piquer dans le sens de la circulation de l'énergie, à l'expiration, en donnant un mouvement tournant de droite à gauche ; on enfonce lentement et on retire rapidement. Pour disperser, il faut puncturer à contre-courant, à l'inspiration, en tournant de gauche à droite ; on enfonce rapidement, on retire lentement. Sauf exception, il n'y a pas d'incident à la puncture. Il faut savoir quand même que certains points sont interdits, et être très prudent chez la femme enceinte.

2. **Les méthodes annexes de l'acupuncture.** — Ce sont la moxibuxion, le massage chinois, la saignée et, tout à fait à part, l'auriculothérapie. Ces procédés sont empruntés à la médecine chinoise. On ne pique plus les points, on les chauffe ou on les masse. On utilise l'exploitation thérapeutique des points sans implantation des aiguilles, mais ces méthodes sont

soumises aux mêmes lois et à la même doctrine déjà expliquée.

a) La moxibuxion (*moxa* est un terme portugais (*mecha* = mèche), *Kao* est le terme chinois, mais il s'agit de la même technique) est une thérapeutique de réchauffement qui consiste à introduire de la chaleur dans l'organisme du malade, par la peau, au niveau des points, des méridiens principaux. Son but est de tonifier, de rechercher l'énergie dans le cas de vide ou de froid : ceci dans les affections aiguës et certaines affections chroniques (paralysie).

On utilise les feuilles d'armoise séchées *(artemia sinensis)*, réduites en poudre et appelées *velours d'armoise* ; on en forme de petits cônes dont la taille varie d'un grain de riz à une noisette ; on en fabrique également des rouleaux de la dimension d'un cigare.

On a ainsi des *moxas directs* si l'on dépose directement le cône d'armoise sur la peau. Ce procédé est délicat, car il est difficile d'éviter les brûlures, mais un manipulateur averti peut en mettre trois à cinq sur un même méridien ; on allume le cône et on l'enlève aussitôt que le patient accuse une sensation de chaleur.

Plus facile est le *moxa indirect* en cigare d'armoise ; on présente l'extrémité incandescente au point choisi du méridien et on l'éloigne lorsque la chaleur devient insupportable.

Des techniques très anciennes utilisent les substances qui apportent à la thérapeutique une valeur supplémentaire : le gingembre, le sel et l'ail en fines lamelles que l'on place entre la peau et le cône d'armoise brûlant lentement.

Il est facile de comprendre que ces dernières formes de *Kao* sont peu utilisées par les médecins occidentaux qui, s'ils sont amenés à se servir de la moxibuxion, utiliseront plus facilement l'aiguille chauffée au briquet à gaz, ou le cigare d'armoise.

Il est interdit de pratiquer ces moxas au visage, là où circule l'énergie du cœur, au niveau des tendons, et partout où une brûlure, même légère, peut être gênante.

b) Les saignées se font à l'aiguille triangulaire que l'on enfonce et retire rapidement au niveau des capillaires congestionnés qui sont le témoignage de la pénétration d'une énergie perverse à ce niveau. Cette thérapeutique étant un acte chirurgical doit être entourée à ce titre de la même asepsie et certains points sont interdits.

c) Le massage chinois est très utilisé, comme toutes les techniques de massage en Extrême-Orient. On peut distinguer un massage que l'on appellerait *classique* et qui diffère peu de celui que l'on pratique en Occident et un autre massage, auquel on a donné le nom de *digipuncture* ou de *massopuncture,* et qui est un massage énergétique qui utilise les propriétés particulières de certains points cutanés du corps humain et des méridiens.

C'est en somme une acupuncture pratiquée avec les doigts et la main et la Chine populaire s'est beaucoup intéressée à cette technique, lors du retour aux traditions anciennes, en créant en 1960 l'Institut de médecine chinoise de Chan-Tong qui est spécialisé dans les questions d'études de l'hygiène des massages et de la gymnastique.

En plus des gestes habituels, le massage chinois est un massage soit linéaire le long des méridiens, soit ponctiforme au niveau des points chinois.

Le rythme, la valeur de la pression exercée, le sens du massage donnent des effets différents.

Ce massage est souvent utilisé chez l'enfant et chez le vieillard qui peuvent craindre les aiguilles ; il est également utilisé sur certains points interdits aux aiguilles.

Les résultats sont souvent acquis avec beaucoup moins de fatigue que dans le massage ordinaire.

En plus de toutes les indications du massage habituel, le massage chinois est particulièrement indiqué dans le traitement de l'obésité, de la fatigue, des troubles digestifs, et en traumatologie.

d) L'auriculothérapie est basée sur l'utilisation des zones réflexes de l'oreille ayant des propriétés curatives. C'est le Dr Paul Nogier qui, par une longue observation et une expérimentation rigoureuse, a pu déterminer au niveau de l'oreille une série de points qui ont une action à distance.

Ces points se répartissent sur le pavillon de l'oreille, à l'inverse de ceux du corps, c'est-à-dire que le lobule de l'oreille représente la tête, et la partie haute du pavillon le reste du corps. Le rapprochement établi entre l'oreille et le foetus a été remarqué dans le bassin méditerranéen depuis 2 000 ans. On utilisait la cautérisation du pavillon de l'oreille dans la névralgie sciatique. On retrouve dans Hippocrate et chez des auteurs anciens des relations parlant de ces analogies. Le 1er mai 1850, le Dr Luciano a présenté un mémoire intitulé *De la cautérisation de l'oreille dans le traitement radical de la sciatique.*

Le Pr Rabichong, de la Faculté de Montpellier, explique cette action par le fait que l'oreille a une innervation en relation directe avec le cortex. On connaît aussi le réflexe auriculo-cardiaque qui met en évidence les relations oreilles-organes.

Les Chinois ont repris ces travaux, les ont utilisés en anesthésie par acupuncture, et en anesthésie dentaire.

La stimulation se fait soit par des aiguilles d'acupuncture, soit par massages au stylet, soit avec des appareils de détection et traitement électroniques.

Récemment, de nouveaux moyens de stimulations, tant des points d'acupuncture que des points réflexogènes des somatotopies nasales et auriculaires, viennent de voir le jour : ce sont les lasers (le terme de laseropuncture a même été créé). Deux sortes d'appareils sont utilisés : des lasers à gaz héliumnéon travaillant dans la bande des 623 nanomètres et des lasers à infrarouge dans la bande des 940 nanomètres. Ces derniers peuvent être considérés comme une variante moderne de la moxibustion. Ils sont particulièrement intéressants dans le traitement des dermatoses et également chez les enfants ou les personnes qui craignent ou ne supportent pas la puncture.

Chapitre VI

LES INDICATIONS DE L'ACUPUNCTURE

Les indications de l'acupuncture ne peuvent être vues sous l'angle de la médecine occidentale. En effet, les médecins occidentaux n'ont pas l'habitude de recevoir leurs patients avant que la maladie ne se déclare, et, chez nous, la prophylaxie des maladies est la partie pauvre de la médecine.

En Chine, les malades étaient abonnés à leur médecin ; celui-ci recevait des honoraires pour maintenir son client en bonne santé. L'acupuncture, médecine énergétique, destinée à renforcer l'énergie essentielle du corps humain et à conserver un état physiologique normal, était une médecine préventive.

C'est à des signes méconnus des médecins occidentaux et grâce à la pulsologie que l'acupuncteur détecte les déséquilibres, traduisant le vide et la plénitude et qu'il peut intervenir avant que la maladie se déclare. C'est pourquoi il conseille à ses patients quelques séances de rééquilibration au moment des grandes périodes de perturbations atmosphériques, aux équinoxes de printemps et d'automne.

Actuellement, le grand public s'inquiète de l'emploi croissant de la chimiothérapie, d'où l'engouement pour l'acupuncture, thérapeutique plus naturelle. Malheureusement, les malades vont trouver le médecin acupuncteur quand les affections sont parvenues à un stade lésionnel et souvent lorsque toutes les autres thérapeutiques ont échoué. La rééquilibration demandera alors beaucoup plus de temps.

I. — À quelles affections s'adresse l'acupuncture ?

1. **Aux algies.** — D'une part à tout ce qu'englobe le terme de *rhumatismes,* maladies causées par le vent, le froid, l'humidité, qui restent bloqués dans les méridiens principaux ou secondaires, provoquant arthrite et arthrose et toutes les affections douloureuses, articulaires ou abarticulaires, c'est-à-dire celles qui touchent les muscles, les tendons, les gaines, les aponévroses, les bourses séreuses, ou qui sont provoquées par la répétition d'un mouvement (tendinite), ou dues aux processus de vieillissement.

D'autre part à tout ce qui est névralgie : névralgies du plexus brachial, névralgies sciatiques, névralgies faciales ; les céphalées et les migraines, le zona. L'acupuncture soulage les douleurs, souvent les guérit et en tout cas permet de réduire la dose des antalgiques et des anti-inflammatoires.

2. **Aux affections spasmodiques.** — Spasmes viscéraux, gastriques, intestinaux (constipations, diarrhées, ulcères d'estomac) ; contractures et spasmes musculaires (d'où son utilité dans la rééducation et le traitement des hémiplégiques et des poliomyélitiques).

3. **Aux troubles du sommeil.**

4. **À l'énurésie.**

5. **Aux affections allergiques.** — Les résultats sont souvent inattendus et surprenants, en particulier dans le rhume des foins, les rhinites spasmodiques,

l'eczéma, le prurit, et l'asthme (elle permet à l'asthmatique qui répond mal aux thérapeutiques modernes de se libérer des traitements cortisoniques intensifs).

6. **Aux petits états dépressifs et à l'angoisse** qui réagissent remarquablement aux aiguilles.

7. **À la traumatologie et à la médecine postopératoire.** — Elle amène une récupération plus rapide et de meilleure qualité. On pense qu'elle faciliterait la formation du cal osseux dans les fractures où l'ossification est difficile au niveau des pièces métalliques.

8. **Aux sourds et muets** pour lesquels l'acupuncture pourrait faciliter la rééducation. Le traitement demande un grand nombre de séances journalières conjuguées à d'autres méthodes. Il n'est pratiquement utilisé que dans des centres spécialisés de Chine populaire.

9. **Durant la grossesse et l'accouchement.** — Les travaux récents entrepris à l'hôpital des Diaconnesses à Paris et ceux de l'hôpital universitaire de Caen ont permis de préciser les indications.

Les statistiques établies montrent l'intérêt de l'acupuncture pour combattre les troubles accompagnant la gestation : nausées, vomissements, hoquet, troubles circulatoires, anxiété, appréhension.

Lors du déclenchement du travail, l'acupuncture peut dans certains cas remplacer avantageusement les ocytociques. Durant le travail, la dilatation est accélérée, chez 70 % des parturientes on note une diminution des douleurs postérieures et des douleurs antérieures avec régulation des contractions. La délivrance est facilitée et la durée de l'accouchement est raccourcie.

10. **Le sevrage tabagique.** — Découverte fortuitement par un médecin français, le Dr Félix Thoret, et appliquée par l'un des auteurs, cette indication s'est largement développée. Des centaines de consultations hospitalières en France et en Europe utilisent soit l'acupuncture classique, soit les points des somatotopies du nez et de l'oreille.

11. **La désintoxication des drogués** qui a débuté dans une consultation créée par la police de Hong-Kong en 1973. La technique s'est développée aux États-Unis, notamment en partenariat entre la ville de New York, le Down State Hospital et le Lincoln Hospital, sous l'impulsion du Dr Michael Smith, directeur de « Acupuncture detox programm ».

II. — L'anesthésie par acupuncture

C'est un sujet très controversé ; plusieurs milliers d'anesthésies de ce genre ont été pratiquées en Chine populaire, plusieurs en France, en Italie et en Autriche.

Les avantages indiqués par les Chinois sont l'absence de matériel compliqué, la facilité à appliquer dans les campagnes, les endroits isolés et en cas de guerre, la simplification des suites opératoires, la diminution des infections (cela a été vérifié en art dentaire en Europe), la possibilité dans les anesthésies oculaires et de certaines articulations d'en vérifier unilatéralement la mobilité, la possibilité d'anesthésie chez les sujets allergiques et chez certains cardiaques.

Étant donné l'importance de la question, il nous a paru intéressant de rappeler les caractéristiques de l'anesthésie classique, telles que la comprennent les médecins anesthésistes actuels, pour la comparer à l'anesthésie par acupuncture (travaux du Dr Janine Mirabel).

1. **Les éléments d'une anesthésie.** — Les bases de l'anesthésie moderne étaient déjà constituées au début de notre siècle par un certain nombre de précurseurs : dentistes, chirurgiens et chimistes.

Si le premier médecin anesthésiste fut Snow en 1850, il faut attendre presque cent ans pour que se généralise cette spécialité, qui fit en fait ses débuts après la Seconde Guerre mondiale.

Au sens moderne du terme, l'anesthésie doit remplir cinq rôles :

1 / assurer l'analgésie, c'est-à-dire supprimer la faculté de sentir ;
2 / vérifier la conscience du patient dans le sens d'une indifférence vis-à-vis de lui-même et du monde extérieur ;
3 / diminuer ou supprimer le tonus musculaire, ce qui procure au chirurgien le confort opératoire ;
4 / isoler le système neuro-végétatif de l'agression que représente l'intervention et qui se traduit par des modifications brutales de la tension artérielle et du rythme cardiaque, des nausées, des sueurs, etc. ;
5 / enfin, l'anesthésiste doit pouvoir « réanimer », c'est-à-dire oxygéner, transfuser, pratiquer la respiration artificielle, la réanimation cardiaque, la rééquilibration hydroélectrolytique et nutritionnelle par l'apport équilibré d'eau, de sels minéraux, de vitamines, et de calories.

Il est donc évident que l'anesthésie n'est pas synonyme d'analgésie, celle-ci ne représentant qu'un de ses aspects.

2. **Le problème de l'analgésie.** — C'est apparemment pour le patient le problème le plus important.

L'acupuncture stoppe la douleur, c'est une notion bien connue ; innombrables sont les lumbagos, maux de tête, douleurs dentaires et autres soulagés par elle.

Au cours de l'anesthésie, il convient de prévenir la douleur provoquée ; l'acupuncteur pourrait donc préparer le malade en fonction du territoire opéré.

Depuis fort longtemps étaient étudiées les grandes voies de la douleur, c'est-à-dire les voies capables de transmettre la douleur au cerveau. Bien des incertitudes pesaient encore sur ces mécanismes de transmission, mais l'on raisonnait jusqu'à présent comme s'il était seulement nécessaire et indispensable pour obtenir l'analgésie de couper ces voies ascendantes de la transmission douloureuse de la périphérie vers le cerveau par l'anesthésie locale ou les anesthésiques chimiques généraux.

Un fait important et inexploité est apparu au cours des dernières années. En effet, aux différents niveaux du système nerveux ont été mis en évidence des systèmes inhibiteurs, qui sont des zones de contrôle pouvant empêcher de diffuser les informations douloureuses de la périphérie vers le cerveau.

Ces systèmes inhibiteurs, dont l'utilisation a été négligée par la médecine classique, sont, selon toute vraisemblance, ceux qui sont stimulés par l'acupuncteur.

À partir de ces données, l'acupuncture commence à devenir explicable en langage neurophysiologique.

Il est vraisemblable qu'avec le temps l'acupuncteur anesthésiste acquerra une maîtrise de plus en plus grande de sa nouvelle technique et améliorera ses performances, mais les progrès de l'analgésie chimique ne cessent d'évoluer également et en Occident celle-ci restera certainement longtemps, probablement toujours, la technique majeure.

3. **Le problème de la conscience.** — Il est évidemment plus confortable pour le patient de perdre conscience pendant toute phase opératoire, et l'anesthésie générale qui introduit des hypnotiques dans ses « cocktails » répond à ce que l'on en attendait.

La neurolept-analgésie, autre forme d'anesthésie qui utilise un analgésique puissant en le combinant à un neuroleptique (c'est-à-dire à un produit déprimant le niveau de conscience) atteint également ce but.

L'acupuncteur est capable lui aussi de tranquilliser, d'apaiser le malade. C'est là une notion très classique. Aussi le deuxième rôle de l'anesthésiste peut-il dans une certaine mesure être satisfait par sa technique. Mais cette propriété de l'acupuncture est souvent négligée et l'on parle de suggestion, de motivation, d'influence socioculturelle.

Ajoutons que ces notions, considérées avec mépris, ont pourtant une extrême importance, puisque en effet, convenablement maniée, la suggestion peut, à elle seule, permettre une intervention sans aucune forme d'anesthésie. Avant l'ère scientifique de l'anesthésie, des milliers de malades ont pu être opérés sous hypnose ; et, plus récemment, des expériences semblables ont été reproduites tant en France qu'en Espagne sous le vocable de *sophronisation.*

Nous pensons que ce serait une erreur de mépriser ces phénomènes, et il est très vraisemblable que ce mécanisme intervient dans une certaine mesure au cours de l'anesthésie par acupuncture. On y retrouve en effet des éléments intervenant dans le processus de sophronisation :

— *la motivation :* le sujet souhaite ne pas souffrir et espère que le procédé sera efficace ;
— *le transfert ou alliance sophronique,* c'est-à-dire la confiance du malade pour son médecin ou pour une idée ;

— *le signe-signal de l'aiguille :* par suggestion on apprend au sujet qu'au bout de quelques minutes les aiguilles manipulées lui apporteront l'analgésie.

Ces phénomènes sont couramment mis en jeu inconsciemment dans les soins quotidiens que peut apporter le médecin au malade. Ils sont encore exploités lors de l'utilisation de *placebo,* et ce serait une erreur monumentale que de les méconnaître. Il est au contraire très souhaitable de potentialiser les effets de l'acupuncture par la sophronisation.

4. **Le problème du tonus musculaire.** — Parfaitement maîtrisée par le curare, l'hypertonie musculaire devrait pouvoir l'être par l'acupuncteur. Ces points sont en correspondance avec les dermatomes intéressés.

5. **L'isolement neurovégétatif.** — Dans la mesure où la douleur persiste, la traction sur les viscères représente une agression neurovégétative. Elle existe parfois, si l'on en juge par les sueurs froides, les modifications tensionnelles, les troubles du rythme cardiaque qui ont pu être observés au cours de l'anesthésie acupuncturale, et que le public a pu remarquer lors de la projection du film sur l'anesthésie par acupuncture tourné en France et en Chine. Ce facteur n'est pas encore totalement maîtrisé, ce qui explique la fréquence de la prémédication protectrice et des perfusions de novocaïne contemporaine de l'intervention.

Par contre, dans la phase postopératoire, l'acupuncture traditionnelle peut être d'un grand secours pour freiner les troubles d'origine neurovégétative.

6. **La réanimation postopératoire.** — Elle peut être faite par l'anesthésiste dans toutes les circonstances ; insistons sur le fait que l'acupuncture peut être d'un

grand secours pour accélérer le processus de cicatrisation et faciliter les suites opératoires, même dans la chirurgie majeure.

7. **L'auriculothérapie.** — C'est une technique moderne, basée sur la neuro-anatomie à partir d'une idée remarquable du Dr Nogier, de Lyon, qui voit sur l'oreille le schéma de l'embryon renversé. Il y retrouve tous les segments du corps, toute la représentation du système nerveux central et autonome et des divers organes. Les vertus analgésiantes de l'auriculothérapie prouvent une certaine maîtrise des sensations. Il est fort possible que des techniques non encore éprouvées conduisent véritablement à la maîtrise de l'analgésie.

8. **L'intérêt de l'acupuncture pour les anesthésiologistes.** — Elle nous semble être un événement important ; elle ouvre la porte à la recherche sur les applications des systèmes inhibiteurs en neurophysiologie.

Elle permettra sans doute de ce fait d'étudier de nouveaux médiateurs chimiques ; en effet, par des expériences de circulation croisées, on a pu reproduire une analgésie chez l'animal perfusé et l'isolement du corps responsable permettra certainement de synthétiser des substances inhibitrices *like* ou compétitives qui seront les têtes de file de toute une pharmacopée éventuellement utilisable par l'anesthésiste dans quelques années.

L'acupuncture sera pour ces spécialistes une possibilité d'enrichissement spirituel, un élargissement de leur cadre professionnel. Sur le plan technique, elle trouve déjà des applications certaines dans la chirurgie oculaire, maxillo-faciale, et l'accouchement.

Dans la préparation de l'opéré, et les suites opératoires, le traitement de l'infection, elle apporte des notions nouvelles fort importantes. Mais il ne faut pas oublier que, jusqu'à présent, la technique anesthésique acupuncturale est longue et sans fiabilité. C'est là une méthode de recherches, qui, si elle semble avoir eu d'intéressants résultats en Extrême-Orient, n'est pas à conseiller pour les Occidentaux, en raison de différences physiologiques raciales, particulièrement en ce qui concerne le seuil de la douleur.

III. — Les limites de l'acupuncture

Il est évident que l'indication de l'acupuncture s'arrête lorsque les troubles sont profondément organiques avec modification et destruction des organes. Dans les affections microbiennes, dans les états aigus et infectieux, le médecin acupuncteur doit rester le médecin allopathe et se servir de l'antibiothérapie, mais il peut de plus tonifier l'énergie vitale du corps humain, car, comme le disent les Chinois : « À quoi sert de chasser l'ennemi, si on laisse la porte ouverte ? » Enfin, dans les états dégénératifs, tels que le cancer ou la tuberculose, l'acupuncture si elle ne doit pas être rejetée complètement, ne peut que soulager le malade dans les algies secondaires.

Des expériences de circulation croisée sur les lapins ont amené Bruce Pomeranz à penser que le neuromédiateur recherché par les acupuncteurs pouvait être l'endomorphine[1] dont l'étude chimique a été entreprise au Canada en 1977 par le Pr Chrétien et son équipe dont les travaux initiaux découlent de ceux de Guillemin.

Le reproche fait à l'acupuncture de manquer d'expérimentation se rétrécit : au cours du premier

1. *Endomorphines* ou *endorphines :* substances sécrétées par l'hypophyse ayant un effet analgésiant et destinées à des sites récepteurs dans le cerveau. Ces neuromédiateurs seraient sécrétés sous l'influence d'une stimulation cutanée.

trimestre 1980, une intéressante expérimentation sur trois groupes de malades (200 patients) a été faite par la Swedish Academy of Traditional Chinese Medicine, à Stockholm, en collaboration avec un statisticien de l'Université d'Upsala ; elle montre de façon péremptoire l'action d'un traitement par acupuncture dans la désintoxication tabagique.

Chapitre VII

TENTATIVES D'EXPLICATIONS DE L'ACUPUNCTURE

La recherche en acupuncture est orientée dans des axes très différents suivant la compétence et surtout suivant les orientations personnelles les plus profondes du chercheur :

Ceux qui sont traditionalistes concentrent leurs recherches dans l'exégèse des textes anciens et la remise à jour de nouvelles traductions.

Ceux dont la tendance est la psychosomatique essaient de voir dans l'acupuncture plus son action psychologique que son action physique et matérielle, et certains, qui ont pu parler de « psychothérapie armée », veulent dégager de l'étude des relations praticiens-patients les réalités du fait acupuncture, et ont étudié également la relation dite du « méridien-fonction », dans laquelle certaines attitudes corporelles entraînent des attitudes psychiques et *vice versa.* (Ainsi, « le poing serré, qui met en tension le *Rokou* (4 GI), est le reflet du constipé physique et psychique et sa dispersion par l'aiguille relâche à la fois le corps et l'esprit » (Leprestre et Donnars).)

Les chercheurs scientifiques tentent d'établir un pont entre la médecine chinoise et la médecine occidentale.

La première difficulté pour ces physiciens et ces physiologistes, c'est qu'il faut tenir compte des textes anciens qui constituent toute la trame commune et les données de base, ces textes ayant été remaniés et variant même avec chaque école. Cependant, certaines constantes absolues demeurent, par exemple : la notion d'énergie, des trajets des méridiens, des points et de leur utilisation thérapeutique. C'est là-dessus que les chercheurs travaillent dans le but de trouver une logique, un raisonnement qui rejettent toute formule aveugle, toute « recette », et qui s'appuient sur des données classiques et statistiques, vérifiées par la clinique.

Il faut tout d'abord dire que les recherches ne datent pas d'hier, et que déjà au XIXe siècle, quand on venait de découvrir l'électricité, tous ceux qui s'intéressaient à la question pensaient que l'acupuncture était un phénomène électrique (Sarlandière, déjà cité, injectait des courants galvaniques sur des aiguilles piquées en des points précis des méridiens).

En créant le mot d'« électropuncture » en 1825, le Dr Sarlandière ouvrait la voie, d'une part à l'étude du rapport entre l'électricité et l'acupuncture, d'autre part à l'expérimentation en acupuncture. On peut le considérer comme le père de l'analgésie par acupuncture et électropuncture. Ainsi, il écrit, page 55 de son ouvrage *Mémoires sur l'électropuncture, le moxa et l'acupuncture* : « Les lumbagos attaqués par l'électropuncture, les douleurs vagues qu'on éprouve entre les épaules, à la suite des grandes fatigues, la plupart des douleurs articulaires non périodiques cèdent avec plus de facilité et sans retour à ce moyen. »

Il applique sa méthode dans différentes maladies, avec des profondeurs d'enfoncement variable, et ne se résout à la publier qu'après plusieurs années d'expérimentation ; citons-le : « Si jusqu'ici j'avais tardé à la faire connaître, c'est que je voulais avoir une masse imposante de faits à opposer à la critique, toujours prompte à assaillir les nouvelles découvertes par un pyrrhonisme tantôt envieux, tantôt méticuleux, ou dicté par des motifs d'intérêts qui tendent toujours à enrayer le progrès des lumières ; car en détruisant par des remarques insidieuses la confiance naissante du public ou des intéressés elle encourage peu, il faut l'avouer, ceux qui seraient disposés à consacrer leurs veilles aux progrès d'un art qu'ils affectionnent par-dessus

> tout : l'arme du ridicule, la crainte d'être taxé de charlatanisme, sont, pour le médecin qui aspire à parcourir honorablement sa carrière, la tête de Méduse. Il reste pétrifié devant l'essaim des journalistes et d'une foule d'écrivains dont l'unique métier est de ternir tout ce qu'ils approchent. »

Mais pour la plupart des médecins occidentaux l'acupuncture était une réflexothérapie ; beaucoup se servaient de formules toutes faites : telle maladie, tel point, sans chercher le pourquoi et le comment.

Les physiologistes et les physiciens se sont penchés sur trois problèmes :

1. **La mise en évidence des propriétés physiques et électriqnes des points** et la recherche sur l'impédance cutanée du Dr Niboyet et du Dr Grall, qui a suggéré plusieurs thèses de doctorat en médecine, ont été très fructueuses.

On a mis depuis longtemps en évidence des phénomènes électriques dans la matière vivante ; il y a plus de trente ans qu'on pratique des électrocardiogrammes et des électroencéphalogrammes. Chaque phénomène biologique est un phénomène d'ionisation et de polarisation. Le tissu cutané a été l'objet de nombreuses expérimentations qui ont permis de trouver sur la peau des zones de moindre résistance coïncidant avec des points d'acupuncture. C'est ainsi que l'on a pu expliquer le rôle de la dispersion et de la tonification.

Lorsqu'on plante une aiguille (un conducteur métallique) en un point quelconque du corps, la partie fixée dans le corps est portée à une certaine température. Il s'installe donc une différence de température entre la pointe et la partie métallique restée à l'air libre, ce qui provoque une polarisation de la pointe par suite du phénomène thermoélectrique. Cette électrode positive focalisera la population d'ions négatifs autour de l'électrode. Il y aurait donc une diminution de la concentration en électrolytes, ce qui ferait diminuer la résistance ohmique locale et augmenter la conduction électrique.

Cela correspond à la dispersion qui serait une répartition différente des ions ; le fait donc de planter une aiguille crée un nouvel état de choses.

La tonification, c'est l'inverse, et à cet effet de tropisme électrolytique s'ajoute un effet de dépolarisation-repolarisation qui se propage selon une onde sinusoïdale. Si l'excitation se fait sur un point du méridien, elle le suivra sur sa longueur puisqu'on sait que le méridien présente une zone de moindre résistance électrique.

Cela concorde avec les textes anciens qui conseillent de chauffer l'aiguille (moxa) ou de faire tourner l'aiguille pour aller chercher l'énergie.

Le corps humain pourrait être considéré comme un « sac d'électrolytes » provenant de nombreux métabolismes, des liquides cellulaires et interstitiels, dans lesquels circulent les ions positifs et négatifs et qui sont en mouvement constant. L'introduction d'une aiguille métallique dans le tissu cutané produirait une modification de la répartition électronique sous-jacente.

Becker en Amérique, qui cherchait des procédés pour améliorer la greffe cutanée, par ses travaux de polarimétrie de surface a permis aux acupuncteurs de vérifier des trajets cutanés linéaires connus depuis des siècles.

2. **La pulsologie.** — Les plus anciennes recherches ont été faites au Japon à l'aide de sphygmomètres. Récemment les études sur la rhéologie utilisent de nouveaux appareils enregistreurs qui sont des sphygmomètres électroniques à variations lumineuses qui signalent les plus infimes modifications des pouls radiaux.

3. **De multiples recherches ont été faites dans tous les domaines :**

a) La biométéorologie, qui étudie le phénomène atmosphérique en relation avec les constantes humorales du corps humain (ionogrammes sanguins), la tension artérielle, l'électrocardiogramme avant et après puncture et en relation avec les données barométriques et la température extérieure).

b) La chronobiologie qui étudie le rythme des organes, leur métabolisme et les rythmes circadiens et circaniens.

c) La cybernétique et l'électronique qui étudient les organisations et agencement des ensembles se basant sur des phénomènes de *feed back* (bipolarité *Yin-Yang*). La théorie du *gate control* expliquerait le rôle de l'acupuncture dans l'anesthésie.

La thermographie qui se révèle un instrument intéressant dans la recherche et comme moyen de contrôle des effets de l'acupuncture.

d) En physiopathologie, les recherches ont été pratiquées sur l'homme et sur l'animal.

Dans certaines affections chroniques, l'organisme est en état d'anergie. Il manque de réaction vis-à-vis des processus agressifs, microbiens, traumatiques ou dégénératifs.

L'aiguille de l'acupuncteur se transformant en stimulus nociceptif réveille le pouvoir réactionnel de l'organisme, soit par voie directe, c'est-à-dire que le stimulus douloureux monte le long des voies sensitives jusqu'au cortex, et est suivi d'une réponse motrice ou sécrétoire ou métabolique ; soit aussi par apprentissage lymbique, et par la fonction associative du cortex orbito-frontal, c'est-à-dire que plus ou moins consciemment le patient déclenche une réaction neuro-organique par assimilation de l'aiguille à un processus nociceptif. Récemment, H. Laborit, au Congrès de physiopathologie d'URSS, a parlé de réaction organique à point de départ imaginaire et résultant de la fonction associative du cortex orbito-frontal.

4. **L'acupuncture vétérinaire.** — Sur le plan de l'expérimentation, et en rapport avec la physiopathologie, l'acupuncture vétérinaire est d'un grand intérêt.

Le gouvernement chinois lançait en 1950, à la suite de la « Première Conférence plénière de la Santé », un programme d'hygiène publique, programme qui prenait le nom de *Campagne des quatre propretés et des cinq exterminations.* À toutes fins utiles, nous rappelons quelles étaient ces :

— *quatre propretés :* aliments et cuisines ; cabinets et porcheries ; vêtements et literies ; rues, maisons et cours ;
— *cinq exterminations :* les mouches ; les moustiques ; les puces ; les rats ; les poux.

Ceci pour dire qu'une grande campagne était faite en même temps pour l'hygiène animale, et en particulier l'hygiène du porc dans les porcheries. Apparurent alors sur les murs de Chine populaire de nombreuses affiches et des dessins très simples, les uns montrant les différentes affections pouvant atteindre les animaux et la façon de les guérir, les autres, certains points d'acupuncture des animaux domestiques, en particulier du bœuf, du porc, du cheval, et même de certains volatiles : le canard et la poule.

L'existence de ces points chez l'animal démontre que, contrairement à l'opinion des médecins mal informés, l'acupuncture n'est pas simplement une médecine de persuasion, mais une médecine qui a un effet beaucoup plus que psychosomatique, car l'on pourrait difficilement taxer un volatile d'être sensible à la psychologie.

En France, dès leur formation, l'Association française d'Acupuncture (1946) et la Société internationale d'Acupuncture avaient créé une section vétérinaire dirigée par le Dr Millin qui fit un certain nombre de recherches sur la localisation des points : en particulier sur le cheval à Maisons-Alfort et sur le chien en cabinet vétérinaire. Furent traités de nombreux sujets et les résultats obtenus sur le jeune chien dans les séquelles de la maladie de Carré furent très bons, ainsi que ceux obtenus dans les arthroses.

Chez le cheval, et surtout le cheval de course, l'acupuncture donne d'excellents résultats dans les tendinites et est utilisée parfois dans un but de *doping,* et nous dirons même que c'est le seul *doping* non médicamenteux admis par les sociétés hippiques. De nombreuses publications et thèses montrent l'intérêt des vétérinaires pour cette science ; elles constituent non seulement des témoignages sur ces excellents résultats de la thérapeutique par l'acupuncture, mais aussi un but de recherches physiologiques. Ainsi, notons la thèse de Lepetit en 1950 : *Essais d'acupuncture sur les animaux,* celle de J. Bernard en 1954 : *Contribution* à *l'étude de l'acupuncture chez les carnivores,* et tout récemment celle du Dr Frédéric Molinier : *Contribution à l'étude des potentiels du tissu conjonctif sous-cutané et relations avec l'acupuncture.*

D'ailleurs, l'expérimentation animale se poursuit en France, en Chine et au Japon, et c'est ainsi que récemment des expériences ont été faites pour juger de l'efficacité de l'analgésie sur le lapin.

En particulier, *Chifuya Takeshige,* de l'Université de Showa (Japon), a réalisé en circulation croisée l'anesthésie par acupuncture de deux lapins ; l'un était piqué et l'autre subissait les mêmes symptômes, ce qui ferait envisager la libération d'une substance par voie sanguine.

Des expériences similaires ont été faites en Chine, et le Dr Roustan, représentant des Associations françaises internationales d'Acupuncture, a pu assister à de nombreuses anesthésies vétérinaires par acupuncture, dont celle d'un cheval.

L'étude statistique des données cliniques mises sur ordinateurs, l'étude de plusieurs groupes de malades traités avec ou sans acupuncture (hôpital Lariboisière) ont maintenant apporté leur contribution à pénétrer l'art, l'esprit et la valeur scientifique de l'acupuncture.

Tous ces travaux ont abouti, d'abord sur *le plan pratique,* à la mise à la disposition des médecins d'appareils détecteurs de points qui en amplifient les variations énergétiques par des systèmes sonores ou optiques, ils facilitent leur localisation et permettent une thérapeutique plus précise ; sur *le plan moral,* à faire de l'acupuncture une réalité, une véritable thérapeutique qui s'appuie sur des sciences d'actualité, car, si « vivre a des bornes », la connaissance n'en a pas. Aussi aimerions-nous, pour finir, citer les auteurs des travaux en cours à l'heure actuelle et rendre hommage à leurs découvertes.

— *En France :* parmi les nombreux chercheurs, Cantoni, ex-directeur du Centre de Recherches de Médecine aérospatiale, qui, en collaboration avec Borsarello, Séris, Roche-Bruyn, ont étudié les problèmes d'enregistrement des pouls, de biologie adaptative, et ont divulgué les travaux de Becker. Ils ont fait construire un computeur électronique d'acupuncture, qui donne les points à piquer en fonction des paramètres du pouls.

Roche-Bruyn a également étudié le traitement de l'information en acupuncture.

Niboyet, auteur d'une thèse de doctorat es sciences sur la *Moindre résistance à l'électricité de surfaces puncturées et de trajets cutanés correspondant aux points et aux méridiens,* a favorisé la meilleure connaissance des propriétés électriques de la peau au niveau des points chinois.

Grall, à la suite de sa thèse de 1962 à Alger : *Contribution à l'étude de la conductibilité électrique de la peau,* a poursuivi ses travaux comme assistant au Laboratoire de Biophysique de la Faculté de médecine de Paris sur l'impédance de la peau et a mis sur pied les possibilités d'établir des cartographies d'impédance.

Vincent, de Tymowski, Lapeyronie ont étudié les rapports avec la bioélectricité et le biomagnétisme.

Pellin, à la suite de différents travaux, a réalisé des détecteurs de points, dont il existe actuellement plusieurs modèles sur le marché.

Limoge, en collaboration avec des acupuncteurs du groupe de recherches de l'Association française d'Acupuncture (Monnier, Darras, Kespi, Mussat), a plus particulièrement étudié le problème de l'analgésie électrique.

Antonietti, au service d'électroencéphalographie, à l'hôpital neurologique de Lyon, a étudié les variations d'amplitude de flux sanguin cérébral à la suite de puncture de points spéciaux comme le *Nei Koann,* et enregistré au plétysmographe des augmentations de ce flux.

En Roumanie, l'intérêt pour l'acupuncture a été très grand ; des recherches ont été effectuées au Centre expérimental de l'hôpital Coltzea à Bucarest sur le sang, l'appareil circulatoire, l'appareil digestif, la dynamique de l'utérus, et les endocrines (P^rs^ Gheorghiu, Gracium, Patiu et Gluck). L'équipe du Dr Ionescu-Tirgoviste a étudié l'action des aiguilles au niveau de l'axe hypophyso-cortico-surrénalien en relation avec l'éosinophilie et le test de Thorn.

En Russie, Mme le Dr Tykotchinskaja, de l'Institut neurologique de Léningrad, a également fait de nombreuses recherches théoriques et pratiques, tout dernièrement sur l'asthme chez l'enfant.

Aux États-Unis, l'acupuncture pénètre avec difficulté dans les milieux médicaux. Elle était pratiquée sporadiquement dans les colonies chinoises américaines, mais même les Chinois américains en parlaient peu. Elle était cependant connue dans les milieux artistiques et intellectuels : Aldous Huxley, le clan Kennedy, les milieux du cinéma de Californie, qui voyageaient en Europe et en Asie et se faisaient soigner périodiquement par cette méthode.

La guerre du Viet-Nam, l'intérêt pour la Chine et sa rentrée dans le monde occidental provoquèrent des articles nombreux, et enfin le grand public américain s'intéressa à l'Extrême-Orient, à la médecine chinoise et également à l'anesthésie.

Avant le départ en Chine du Président Nixon, une enquête est menée par le gouvernement américain sur cette thérapeutique : d'une part, pour information, et, d'autre part, pour décider de l'autorisation de sa pratique aux États-Unis. Les 6 et 7 décembre 1971, le National Institute of Health invite à Bethesda trois membres de la Société internationale d'acupuncture : le Dr de Tymowski, de Paris, le Dr Bischko, de Vienne, le Dr Mann, de Londres, à discuter avec les fonctionnaires et les médecins américains.

À la suite de cette conférence, l'acupuncture sera acceptée comme une thérapeutique, mais l'hésitation des milieux officiels persistera pour savoir si la pratique en sera confiée aux seuls docteurs en médecine ou bien également aux paramédicaux et aux maîtres acupuncteurs venus d'Extrême-Orient.

Le 11 février 1973, lors de la 167e Convention de la Médical Association of New York, une journée est consacrée à l'acupuncture, et 2 000 médecins américains assistent à la découverte de ses possibilités.

Parmi les premiers centres créés, celui du Dr Fox, médecin-anesthésiste au Down Medical Center de l'Université de New York, fut à l'origine de la formation d'un petit noyau de médecins américains s'intéressant à l'acupuncture. C'est ainsi qu'il contacta le Dr Kao, qui par la suite devait fonder l'une des premières associations des médecins acupuncteurs.

Comme les Américains vont vite, en quelques mois deux revues américaines commençaient à paraître ; néanmoins, si l'information sur l'acupuncture progresse, la formation de bons acupuncteurs laisse un peu à désirer outre-Atlantique.

Cependant, une décision récente apporte beaucoup d'espoir pour les acupuncteurs. L'Organisation mondiale de la Santé (OMS) de Genève, à la suite du VIe Congrès mondial d'Acupuncture de juin 1979, à Paris, où elle avait envoyé un observateur, M. Torfs, a considéré tout l'intérêt que pouvait apporter l'acupuncture, médecine efficace et économique, tant dans les pays du Tiers Monde que dans les pays riches où les frais médicaux deviennent trop élevés. Le numéro de décembre 1979 de sa revue *Santé du Monde,* qui paraît en neuf langues, est entièrement consacré à l'acupuncture. Elle donne la liste de 44 affections et maladies susceptibles d'être traitées par cette thérapeutique. La prise de position de l'OMS est une consécration de l'acupuncture. L'OMS poursuit son action de soutien à l'acupuncture et aux médecines traditionnelles orientales et a patronné le dernier Congrès mondial d'Acupuncture à Paris du 5 au 8 décembre 1990.

CONCLUSION

Art médical ancien, l'acupuncture a survécu depuis au moins trois mille ans, passant par des chemins sinueux et connaissant des périodes fastes et néfastes. Elle fut interdite en 1822 par le gouvernement mandchou de la dynastie des Tsing, et en 1929 par le gouvernement du Kuomingtang. Ce fut souvent pour des raisons non médicales mais politiques. Le plus curieux pour l'observateur impartial, c'est qu'aux périodes où elle était en difficulté sur le territoire chinois elle trouvait un terrain favorable en Occident et plus particulièrement en France.

L'école européenne d'acupuncture, et en particulier l'école française, par la variété des études entreprises, par le travail analytique et de synthèse, a su retrouver l'essentiel de la pensée chinoise.

C'est l'Europe qui propose une nomenclature unique des points, une détermination anatomique plus précise, qui a créé les premiers détecteurs, et nous pensons que grâce aux échanges internationaux Orient-Occident, et à la collaboration fructueuse avec les acupuncteurs de Chine, du Japon, de Corée, les connaissances réciproques s'enrichiront pour le plus grand bien des patients.

Disons aussi que deux notions importantes introduites lors de l'étude de cet art sont celles de l'énergie vitale et du rôle joué par les facteurs d'ambiance, c'est-à-dire l'environnement. Car il y a aujourd'hui un rapprochement évident entre les conceptions taoïstes et les chercheurs d'avant-garde, tels ceux réunis autour de Laborit, qui étudient cette science nouvelle, l'« agressologie ».

L'intérêt de l'acupuncture à l'heure des grandes découvertes thérapeutiques semble étonnant. Peut-être réside-t-il dans son côté relationnel, c'est une médecine individuelle et personnalisée.

Des sites Internet sont à la disposition du public et des professionnels :

— http:www.acupuncture.france ;
— afa@acupuncture.France.com.

Une association dite de Médecine traditionnelle chinoise de non-docteur en médecine, et qui n'est pas reconnue par le diplôme interuniversitaire européen, a également créé un site : www.imtc.asso.fr, et une adresse e-mail : imtc@web.office.fr.

Cette association serait en liaison avec des officines de Chine populaire et particulièrement de Shangai qui commercialisent un enseignement sans toujours demander un bagage médical suffisant.

Un diplôme interuniversitaire d'acupuncture a été créé entre neuf facultés de médecine : Bobigny, Nîmes, Montpellier, Nantes, Strasbourg, Bordeaux, Marseille-Nice, Lyon, Lille, et des universités espagnoles, italiennes, ce qui donne à l'acupuncture et à la médecine traditionnelle ses lettres de noblesse et témoigne de son efficacité.

Néanmoins la codification des actes, les demandes d'entente préalable, les blocages d'honoraires ont amené un grand nombre de praticiens à modifier et parfois à écourter leurs actes.

Les Associations d'acupuncture se tournent maintenant vers l'enseignement postuniversitaire, les recherches doctrinaires, la préparation de congrès et de séminaires, les travaux pratiques, des travaux de recherche et sur les textes anciens, l'étymologie des idéogrammes, leurs évolutions sont effectués en collaboration avec des sinologues. Quelle que soit celle des trois tendances de l'acupuncture que suit votre thérapeute : la *moderne,* qui la rapproche de la bionique, de l'électronique ; la *traditionnelle,* qui se réfère aux textes anciens ; l'*orientation psychosomatique,* qui insiste sur son côté relationnel, relaxant, équilibrant et en font une psychothérapie « armée », cette médecine personnelle, individualisée et sans danger vous apportera le plus grand bien.

BIBLIOGRAPHIE

H. d'Ardenne de Tizac, *L'art chinois classique,* Paris, H. Laurens, 1926.

A. Aymar et J. Auboyer, *Histoire générale des civilisations,* publiée sous la direction de Maurice Crouzet, Paris, PUF, 1953-1957, t. 1.

J. Borsarello, J.-C. de Tymowski, R. Boucard, J. Lapeyronnie, *Bionique, électonique et acupuncture,* compte rendu du Cours de Baden-Baden, Paris, AMI, 1971.

A. Chamfrault, *Traité de médecine chinoise,* Angoulême, Coquemard, t. 1 : 1954, t. 2 : 1957.

A. Chamfrault et Nguyen Van Nghi, *L'énergétique humaine en médecine chinoise,* t. 6, Angoulême, Imprimerie de la Charente, 1969.

J. Choain, *La « voie rationnelle » (Tao) de la médecine chinoise,* Lille, SLEL, 1957.

J. Daniaud, *Stimulothérapie cutanée,* Paris, Maloine, 1964.

R. Fujita, Étude électropulsométrique du pouls : comment objectiver le diagnostic du pouls ?, *Nouvelle Revue internationale d'acupuncture,* 3e année, n° 7, janvier, février, mars 1968.

R. de La Fuye, *Traité d'acupuncture,* Paris, Le François, 2e éd., 1956.

J. Gernet, *La Chine ancienne,* Paris, PUF, coll. « Que sais-je ? », 1964.

H. Goux, *Acupuncture,* Paris, Maloine, coll. « Les Précis pratiques », 1955.

M. Granet, *La civilisation chinoise,* Paris, Albin Michel, rééd., 1948.

— *La pensée chinoise,* Paris, Albin Michel, 1950.

P. Huard et Ming Wong, *La médecine chinoise,* Paris, PUF, coll. « Que sais-je ? », 1964.

J. Laborit, Sur la physiopathologie et son enseignement, in *Agressologie,* t. 13, n° 6, Paris, Masson, 1972.

J. Lavier, *Les bases traditionnelles de l'acupuncture chinoise,* Paris, Maloine, 1964.

— *Histoire, doctrine et pratique de l'acupuncture chinoise,* Genève, Tchou, 1966.

C. Le Prestre, *Les lieux du corps,* Paris, La Table ronde, 1971.

H. Maspero, *La Chine antique,* Paris, PUF, rééd., 1965.

J. Mirabel, *L'anesthésiste devant l'acupuncture,* Conférence du 23 novembre 1973 aux journées internationales.

M. Mussat, *Physique de l'acupuncture,* Paris, Le François, 1972.

Nguyen Van Nghi, *Pathogénie et pathologie énergétiques en médecine chinoise,* Marseille, Impr. École technique don Bosco, 1971.

J.-E.-H. Niboyet, *Essai sur l'acupuncture chinoise pratique,* Paris, Dominique Wapler, 1951.

— *Compléments d'acupuncture,* Paris, Dominique Wapler, 1955.

— *Le traitement des algies par l'acupuncture et certains massages chinois,* Paris, Jacques Lobitte, 1959.

J. Schatz, De quelques aspects des relations du taoïsme avec l'acupuncture traditionnelle, *L'Acupuncture,* n° 32, Paris, 1972.
J.-Cl. de Tymowski, Passé, présent, avenir de l'acupuncture, *Comptes rendus du XVIe Congrès international d'acupuncture de Baden-Baden,* Moulins-les-Metz, Maisonneuve, 1971, p. 267.
— Analyse de 331 cas d'opérations sous anesthésie par acupuncture pratiqués au 33e hôpital militaire de Chine populaire, *L'Acupuncture,* n° 30, traduction, Paris, 1971.
H. Voisin, *L'acupuncture du praticien,* Paris, Maloine, 1959.

TABLE DES FIGURES

TABLE DES MATIÈRES

Imprimé en France
Imprimerie des Presses Universitaires de France
73, avenue Ronsard, 41100 Vendôme
Novembre 2000 — N° 47 648